U0348878

公共卫生建设项目经济评价方法与参数

中华人民共和国住房和城乡建设部
中华人民共和国卫生部 发布

中 国 计 划 出 版 社

2012 北京

图书在版编目（CIP）数据

公共卫生建设项目经济评价方法与参数/中华人民共
和国住房和城乡建设部，中华人民共和国卫生部发布.
—北京：中国计划出版社，2012.8
ISBN 978-7-80242-790-7

Ⅰ.①公…　Ⅱ.①中…　②中…　Ⅲ.①公共卫生－基
本建设项目－项目评价－中国　Ⅳ.①R199.2

中国版本图书馆 CIP 数据核字（2012）第 165724 号

公共卫生建设项目经济评价方法与参数

中华人民共和国住房和城乡建设部
中 华 人 民 共 和 国 卫 生 部　发布

中国计划出版社出版
网址：www.jhpress.com
地址：北京市西城区木樨地北里甲 11 号国宏大厦 C 座 4 层
邮政编码：100038　电话：（010）63906433（发行部）
新华书店北京发行所发行
北京世知印务有限公司印刷

787mm×1092mm　1/16　4.75 印张　102 千字
2012 年 8 月第 1 版　2012 年 8 月第 1 次印刷

ISBN 978-7-80242-790-7
定价：28.00 元

住房和城乡建设部、卫生部关于批准发布《公共卫生建设项目经济评价方法与参数》的通知

建标〔2012〕80 号

国务院有关部门，各省、自治区、直辖市、计划单列市住房和城乡建设厅（委、局）、卫生厅（局），新疆生产建设兵团建设局、卫生局：

现批准《公共卫生建设项目经济评价方法与参数》，自 2012 年 8 月 1 日起施行。

在公共卫生建设项目经济评价工作中，应按照《国家发展改革委、建设部关于印发建设项目经济评价方法与参数的通知》（发改投资〔2006〕1325号）和本建设项目经济评价方法与参数执行，不断提高投资决策的科学化水平。

本建设项目经济评价方法与参数的管理由住房和城乡建设部、卫生部负责，具体解释工作由卫生部规划财务司负责。

中华人民共和国住房和城乡建设部
中华人民共和国卫生部
二〇一二年五月十五日

编 制 说 明

《公共卫生建设项目经济评价方法与参数》（以下简称《公卫项目方法与参数》）是根据原建设部下达的任务，由住房和城乡建设部标准定额司、卫生部规划财务司组织住房和城乡建设部标准定额研究所等单位和专家共同编制完成的。

在编制过程中，编制组开展了广泛深入的调查研究，收集了大量资料，在认真开展专题研究的基础上，结合行业特点，依据《建设项目经济评价方法与参数》（第三版），确定了《公卫项目方法与参数》的内容。征求意见稿完成后，住房和城乡建设部、卫生部广泛征求有关单位及专家的意见，多次召开讨论座谈会，最后两部门联合召开审查会并审查定稿。

《公卫项目方法与参数》分别对项目的财务收入与费用估算、财务分析、经济费用效益分析、费用效果分析、风险分析和方案经济比选等内容进行了具体规定。

《公卫项目方法与参数》在使用过程中，请各有关部门和单位注意总结经验，积累资料。如发现需要修改和补充之处，请将意见告卫生部规划财务司（地址：北京市西城区西直门外南路1号，邮编：100044），以便今后修订时参考。

二〇一二年五月

目　　录

公共卫生建设项目经济评价方法与参数

1 总 则

1.1 为了规范公共卫生建设项目经济评价工作，提高项目决策的科学化水平，根据《国家发展改革委、建设部关于印发建设项目经济评价方法与参数的通知》（发改投资〔2006〕1325号）的要求，制定公共卫生建设项目经济评价方法与参数。

1.2 本方法与参数适用于政府投资的疾病预防控制中心、专科疾病防治中心、乡镇卫生院和社区卫生服务中心等公共卫生建设项目的前期研究工作，其他资金来源的公共卫生建设项目可参照执行。

1.3 公共卫生建设项目经济评价是项目前期研究工作的重要内容，应根据国民经济与社会发展规划以及区域卫生规划、医疗机构设置规划的要求，在项目初步方案的基础上，对拟建项目的经济合理性和财务可行性进行分析论证，作出全面评价，为项目的科学决策提供经济方面的依据。

1.4 公共卫生建设项目具有以下特点：

1. 社会效益显著。项目的服务对象是特定的社会群体和自然人，项目建成后具有提高受益群体健康水平的基本功能，社会福利性质显著，社会效益具有广泛性、长期性和持续性。

2. 政府起主导作用。政府一般通过直接投资、投资补助、购买服务等方式为社会成员提供公共卫生服务和基本医疗服务，政府投资不以盈利为目的，项目的收支结余主要用于卫生事业的发展。

3. 产出类型差异大。项目的产出表现为项目所提供的各种医疗卫生服务。一个项目可以提供多种医疗卫生服务。同类项目提供的单项服务种类以及单项服务在服务总量中的构成比例可能差异较大。

4. 服务价格由多种因素共同决定。服务的价格由社会需求、政府财力、受益群体财力、可供资源等多种因素共同决定，免费服务、允许回收成本的服务和盈利性服务在同一个卫生机构中可能同时存在，服务价格会随着条件变化而发生转变。

5. 项目设计应满足受益群体的需要。公共卫生建设项目一般应根据卫生机构整体规划的要求，充分考虑服务区面积、人口密度与人口结构、疾病谱、自然地理、气候、交通等因素进行具体设计。

1.5 公共卫生建设项目经济评价具有以下特点：

1. 项目的投入采用货币方式计量；项目的产出应根据项目的主要功效，采用货币计量或采用效果指标计量。

2. 项目产出的价格应按照政府的相关规定计价。

3. 项目在财务上一般独立核算，为了保持项目的稳定运营，在财务分析中需要重点做好运营费用的估算和财务生存能力分析。

4. 对于有政府投资以外其他社会资本参与的项目，应在保持项目正常运营的前提下兼顾社会资本的合理收益。

5. 项目的效益和效率计算，宜按照项目提供的单项服务分项列出服务收入（经济效益）和服务成本（经济费用）。

6. 效果难以定价或经济效益难以完整计取的项目，应采用费用效果分析作为经济评价的主要方法。

1.6 公共卫生建设项目经济评价在实施过程中，一般应根据规划目标或政策目标明确界定拟建项目的具体目标，通过费用效果分析和（或）经济费用效益分析，确认项目方案的经济合理性和投资有效性。如果分析表明项目的投资建设能够增进社会福利，则需要进一步针对项目的财务主体进行财务分析，确保项目具有财务生存能力，并应针对项目的实际情况提出政策措施、运营模式等项建议。

公共卫生建设项目经济评价的内容和方法应根据项目性质、建设目标、资本结构以及项目所提供的主要服务类型选择确定，一般包括财务分析、经济费用效益分析和费用效果分析。

财务分析是通过估算财务主体的成本和收入，在财务现金流量预测的基础上分析财务主体的财务生存能力，然后按照投资回收的目标，分析偿债能力和盈利能力。

经济费用效益分析是从资源合理配置的角度分析项目建设的经济合理性，计算投资的经济效益和效率，分析项目对社会福利的贡献。

费用效果分析是在项目产出难以货币化或者货币化产出不是项目的主要目标时，通过比较项目预期的效果与所支付的费用，判断项目的有效性或经济合理性。费用效果分析可用于财务分析和经济分析。

1.7 公共卫生建设项目经济评价的深度应根据项目不同决策阶段的实际需要确定，一般应系统地分析计算项目的效益和费用，全面评价项目的经济合理性和财务可行性，并通过多方案经济比选推荐最佳方案。

1.8 公共卫生建设项目经济评价要坚持科学、客观、公正，坚持有无对比、效益与费用计算口径对应一致、定量与定性分析相结合以定量分析为主、动态分析与静态分析相结合以动态分析为主的原则。

1.9 公共卫生建设项目在财务分析中，投入物价格可采用市场价格和政府核定价格，产出物价格一般采用政府核定价格；在经济分析中，项目的投入物与产出物价格应按其经济价值确定。

1.10 公共卫生建设项目的计算期包括建设期和运营期。建设期应参照项目建设的合理工期或项目建设进度计划合理确定。运营期应参照项目的合理经济寿命确定。

2 财务收入与费用估算

2.1 财务收入与费用估算为财务分析和财务费用效果分析提供基础数据,估算的准确性与可靠性直接影响到分析结论。

财务收入与费用估算应遵循有无对比的原则,正确识别和估算"有项目"和"无项目"状态下的财务效益和费用。

财务收入与费用估算应遵循国家现行的财会税收制度,做到依据明确、价格合理、方法适宜、表格清晰。

2.2 财务收入是卫生机构在开展业务及其他活动过程中依法取得的非偿还性资金,包括医疗收入、补助收入和其他收入。

1. 医疗收入即医疗卫生机构在开展医疗卫生服务活动中取得的收入,包括门诊收入、住院收入。其中,门诊收入是指为门诊病人提供医疗服务所取得的收入,包括挂号收入、诊察收入、检查收入、化验收入、治疗收入、手术收入、卫生材料收入、药品收入、一般诊疗费收入和其他门诊收入等;住院收入是指为住院病人提供医疗服务所取得的收入,包括床位收入、诊察收入、检查收入、化验收入、治疗收入、手术收入、护理收入、卫生材料收入、药品收入、一般诊疗费收入和其他住院收入等。

医疗收入估算表达式为:

$$\text{医疗收入} = \sum_{i=1}^{n} \text{第 } i \text{ 种服务的价格} \times \text{第 } i \text{ 种服务的数量} \tag{2.2}$$

医疗收入估算的基础数据是各类公共卫生服务、医疗服务的数量及其价格。在项目前期决策阶段,数量按目标人群服务需求或项目设计能力估算,价格按政府核定的收费标准确定,若缺乏政府核定的收费标准,宜按照当地同类医疗机构价格扣除财政补助后的平均费用水平估算。

医疗收入一般应分项估算,也可参考同类项目的经验数据调整计算。

2. 补助收入包括财政补助收入和上级补助收入。财政补助收入是指医疗卫生机构按照部门预算隶属关系从同级财政部门取得的基本建设补助收入、设备购置补助收入、人员经费补助收入、公共卫生服务补助收入等。上级补助收入是指医疗卫生机构从主管部门和上级单位取得的用于科研、教育、培训等方面的非财政补助收入。

在项目前期决策阶段,补助收入可参照同地区、同类型的项目情况进行初步测算。由政府举办的医疗卫生机构一般不以营利为目的,在明确界定服务功能、使用设备技术和基本药物、核定任务和收支的基础上,采用定项、定额等方式核定补助额度。定项补助一般根据政府卫生投入政策的有关要求和卫生机构承担工作任务的情况确定。定额补助一般采用符合区域卫生规划要求的编制内人员补助定额和按服务人口、服务面积、疾病流行状况及机构职责等确定的综合补助定额。

城市社区卫生服务机构和乡镇卫生院主要根据承担的辖区人口公共卫生和最基本的医疗服务任务数量、质量核定补助经费。

3. 其他收入是指前述规定范围以外的各项收入，包括培训收入、租金收入、社会捐赠、利息收入等。其他收入主要发生在项目正式运营期间，在项目前期决策阶段可参考同类项目的水平估算。

2.3 在公共卫生建设项目经济评价中，费用估算应从项目整个计算期进行考虑。项目在建设期支出的费用以建设投资和建设期利息为主，在运营期支出的费用以运营成本和设施设备更新改造投资为主。

费用估算时，通常先估算建设投资，再估算运营成本和流动资金，在此基础上初步确定融资方案，再进行建设期利息的估算，最后完成总成本费用的估算。

费用估算在力求准确的前提下，可采用投资和成本费用科目分项估算并汇总计算的方法，也可采用依据同类项目的经验数据调整计算的方法。

1. 建设投资包括工程投资和医疗设备投资。

工程投资由工程费用、工程建设其他费用和预备费三部分构成，其中，工程费用包括建筑工程费、设备购置费（不包括医疗设备的购置费）和安装工程费，预备费包括基本预备费和涨价预备费。工程投资应在给定的项目规划、规模和建设方案的基础上估算。工程投资的分期使用计划应根据项目进度计划做出安排，应明确各期投资额度。

医疗设备投资由医疗设备购置费和安装调试费构成。医疗设备投资应根据项目所承担的主要职责和国家有关标准，提出符合投资方要求的医疗设备配置清单及其购置计划。政府投资的卫生机构，其医疗设备投资按照仪器设备配置标准及政府核定的购置价格进行估算。

建设投资估算的内容与深度应满足项目前期研究各阶段的要求。

2. 运营成本是发生在运营期间、维持项目正常运转的主要现金流出，不包括固定资产折旧费、无形资产摊销费，与融资方案无关。其估算表达式为：

运营成本 = 人员经费 + 药品费 + 材料费 + 维修费 + 公用经费 + 其他费用 （2.3 – 1）

人员经费包括基本工资、绩效工资、社会保障缴费、离退休费、住房公积金等；

材料费包括卫生材料费和其他材料费等；

维修费包括固定资产的修理费用等；

公用经费包括办公费、印刷费、水费、电费、邮电费、取暖费、物业管理费、差旅费、会议费、培训费等；

其他费用是指前述科目中未包括的费用。

公共卫生建设项目的运营成本因项目类型及提供服务的不同而存在差异，应根据项目的实际情况进行估算。

3. 流动资金是指运营期内长期占用并周转使用的运营资金，不包括运营中需要的临时性资金。

流动资金的估算可采用扩大指标估算法或分项详细估算法。扩大指标估算法是参考同类项目流动资金占运营成本或业务收入的比例，或者单位产出占用营运资金的数额估算流动资金。在项目建议书阶段一般可采用扩大指标估算法。分项详细估算法是利用流动资产和流动负债估算项目占用的流动资金。一般先对正常运营年份流动资产和流动负债的主要构成要素（存货、现金、应收账款、预付账款、应付账款、预收账款等）进行分项估算，流动资产与流动负债的差额部分即为流动资金。

公共卫生建设项目的流动资金宜在投资决策阶段予以筹划,项目运行第一年所需流动资金应在项目运营前安排到位。流动资金在运营期内长期占用,周转使用,在运营期末回收。

4. 建设期利息是筹措债务资金时在建设期内发生并按规定允许在投入运行后计入固定资产原值的利息,包括各项债务资金利息和融资过程中发生的手续费、承诺费、管理费、信贷保险费等融资费用。

在建设投资分年计划的基础上可设定融资方案,对采用债务融资的项目应估算建设期利息。

5. 项目评价中的总投资是指建设投资、建设期利息和流动资金之和。项目建成后,总投资将分别形成财务主体的各项资产。

根据财务会计制度的规定,建设投资中的各个分项将形成固定资产原值、无形资产原值和其他资产原值。建设期利息计入固定资产原值。

固定资产原值将用于计算提取折旧费,无形资产原值和其他资产原值将用于计算提取摊销费。

6. 总成本费用是指项目在运营期为提供公共卫生和基本医疗服务所发生的全部费用,等于运营成本与折旧费、摊销费、财务费用之和,表达式如下:

$$总成本费用 = 运营成本 + 折旧费 + 摊销费 + 财务费用 \qquad (2.3-2)$$

折旧费针对固定资产提取,固定资产折旧率及残值率应执行国家有关规定;

摊销费针对无形资产和其他资产提取,应符合相关规定;

财务费用是指发生在运营期的各种利息支出。

7. 设施设备更新投资是指发生在项目运营期间,以维持项目正常运营为目的而对设施设备进行的更新或拓展的投资费用。在现金流量表中应将其作为现金流出,参与内部收益率等指标的计算,同时也应反映在财务计划现金流量表中,参与财务生存能力分析。

2.4 财务收入与费用估算应编制财务分析辅助报表,包括:

1. 建设投资估算表(见附表1);

2. 建设期利息估算表(见附表2);

3. 流动资金估算表(见附表3);

4. 项目总投资使用计划与资金筹措表(见附表4);

5. 总成本费用估算表(见附表5-1)。

采用生产要素法进行总成本费用估算,应编制下列基础报表:

(1)人员经费估算表(见附表5-2);

(2)药品及材料费估算表(见附表5-3);

(3)公用经费估算表(见附表5-4);

(4)固定资产折旧费估算表(见附表5-5)。

估算表应反映建设项目特点和医疗卫生服务特点,表中科目可适当调整。

3 财务分析

3.1 财务分析是在财务收入与费用估算的基础上编制财务分析报表，计算财务指标，分析公共卫生建设项目的生存能力、偿债能力和盈利能力，为项目决策提供依据。公共卫生建设项目最低限度应进行财务生存能力分析。

根据分析侧重点的差异，财务分析可分为融资前分析和融资后分析。融资前分析应满足方案比选和初步投资决策的需要，融资后分析应满足投资和融资决策的需要。财务分析一般先进行融资前分析，即排除融资方案的影响考察项目方案设计的合理性，如果融资前分析结论能够满足要求，则初步设定融资方案，再进行融资后分析。

3.2 财务生存能力分析是通过考察项目计算期内的净现金流量和累计结余资金，分析财务主体是否有足够的净现金流量维持正常运营，以实现财务可持续性。

需要政府补助维持运营的项目，应合理估算运营期各年所需的各级政府的补助收入额，并分析政府投入的可能性和支付能力。对具有债务资金的项目，还应结合还款要求分析财务主体的净现金流量是否平衡。

3.3 偿债能力分析是通过考察项目在承担债务期间各项偿债指标的预计情况，分析项目偿还债务的能力。不承担债务责任的项目可以不作偿债能力分析。常用的偿债能力分析指标包括利息备付率、偿债备付率、借款偿还期、资产负债率等。

1. 资产负债率，指各期期末负债总额同资产总额的比率。在项目经济评价中，长期债务还清后，可不再计算资产负债率。

$$资产负债率 = \frac{期末负债总额}{期末资产总额} \qquad (3.3-1)$$

对资产负债率的判定可参考同类型项目的经验数值确定。

2. 利息备付率，指项目在承担债务期间当期息税前利润与当期应付利息的比值，是从付息资金来源的充裕性角度反映偿付债务利息的能力，通常按年计算。

$$利息备付率 = \frac{当期息税前利润}{当期应付利息} \qquad (3.3-2)$$

利息备付率应大于1，并结合债权人的要求确定。

3. 偿债备付率，指项目在承担债务期间当期用于计算还本付息的资金与当期应还本付息金额的比值，它表示可用于还本付息的资金偿还借款本息的保障程度，通常按年计算。

$$偿债备付率 = \frac{息税前利润 + 折旧 + 摊销 - 所得税}{当期应还本付息额} \qquad (3.3-3)$$

融资租赁费用可视同借款偿还。运营期内的短期借款本息也应纳入计算。

如果项目在运行期内有维持运营的投资，可用于还本付息的资金应扣除维持运营的投资。

偿债备付率应大于1，并结合债权人的要求确定。

4. 借款偿还期，指根据国家有关规定及投资项目的具体财务条件，以项目可作为偿还贷款的收益来偿还项目的借款本息所需要的时间。借款偿还期是根据资金回收能力得出的计算值，有别于借贷双方实际约定的借款偿还期，是反映项目借款偿债能力的辅助指标。推算公式如下：

$$借款偿还期 = 借款偿还后开始出现盈余年份 - 开始借款年份 +$$
$$（当年借款余额/当年可用于还款的资金额） \qquad (3.3-4)$$

当借款偿还期满足贷款机构要求的期限时，即认为项目具有借款偿还能力。

3.4 盈利能力分析是通过计算项目的财务效益及其与投资、成本费用之间的比率关系，分析判断项目获得财务效益的能力。盈利能力分析所使用的现金流量中不包含财政补助资金的投入、支出、结转。各项分析指标的选用，需要结合项目自身特点和财务分析目的、要求。

1. 财务内部收益率，指项目计算期内各年财务净现金流量的现值累计等于零时的折现率，即财务内部收益率使下式成立：

$$\sum_{t=1}^{n} (CI - CO)_t (1 + FIRR)^{-t} = 0 \qquad (3.4-1)$$

式中：　　CI ——现金流入量；

　　　　CO ——现金流出量；

　$(CI-CO)_t$ ——第 t 期的净现金流量；

　　$FIRR$ ——财务内部收益率；

　　　　n ——项目计算期。

当项目的财务内部收益率大于或等于判别基准——财务基准收益率时，该项目方案在盈利能力上可以接受。

对于具有盈利能力的项目，其财务基准收益率依据国家政策由投资者确定。

2. 财务净现值，是将项目计算期内各年的财务净现金流量按照规定的折现率折现到项目实施初期的价值之和。财务净现值反映了项目在整个计算期内的获利能力，计算公式如下：

$$FNPV = \sum_{t=1}^{n} (CI - CO)_t (1 + i_c)^{-t} \qquad (3.4-2)$$

式中：$FNPV$——财务净现值；

　　　i_c——设定的折现率或基准收益率。

按照财务基准收益率计算的财务净现值大于或等于 0 时，项目方案在盈利能力上可以接受。

3. 成本收益比率，反映出在正常年份以成本换取收益的能力，根据不同需要，成本可以是运营成本、总成本、单项服务成本、科室成本等，收益可以是总收益、纯收益、单项服务收益等。

成本收益比率的基准值一般根据项目情况由投资人设定，也可参考同类项目的经验数据确定。

3.5 财务分析报表包括现金流量表、财务计划现金流量表、资产负债表、借款还本付息计划表等。

1. 项目投资现金流量表（见附表6），用于计算项目投资内部收益率及净现值等财务分析指标。

2．项目资本金现金流量表（见附表7），用于计算项目资本金内部收益率及净现值等财务分析指标。

3．投资各方现金流量表（见附表8），用于计算投资各方财务内部收益率。

4．财务计划现金流量表（见附表9），反映项目计算期内各年各项活动的现金流入和流出，用于计算累计收支结余，分析项目的财务生存能力。

5．资产负债表（见附表10），综合反映项目计算期内各年年末资产、负债和所有者权益的增减变化及对应关系，用于计算资产负债率。

6．借款还本付息计划表（见附表11），反映项目计算期内各年借款本金偿还和利息支付情况，用于计算利息备付率和偿债备付率。

4 经济费用效益分析

4.1 公共卫生建设项目的经济费用效益分析是从社会资源合理配置的角度分析项目的经济效率和对社会福利作出的贡献，评价项目的经济合理性。

在项目的投入产出价格缺乏市场供需决定机制或存在价格扭曲的情况下，财务成本不能反映项目消耗的全部资源，财务效益不能反映项目产生的全部经济效益，进行经济费用效益分析有助于正确判断项目的实际效益和实际费用。

经济费用效益分析应注重调查研究，科学选择样本，收集代表性数据，合理使用统计资料，结合项目主要目标选择适当的分析计算方法和评价指标，正确计算项目的经济效益和经济费用。

4.2 公共卫生建设项目经济费用效益分析一般应按下列步骤进行：

1. 确定经济分析的视角；
2. 确定经济费用效益分析范围；
3. 识别、分析与计算项目的经济效益、经济费用，编制经济费用效益有关报表；
4. 判断项目的经济合理性和资源使用有效性，得出经济费用效益分析结论；
5. 对经济费用效益分析中的基本假设、局限性和有关问题给予必要的说明；
6. 在经济费用效益分析中可将折现率作为敏感因素进行敏感性分析。

4.3 公共卫生建设项目的经济费用由项目实体的直接费用和项目引起的发生在项目实体以外的各类资源耗费组成。因项目导致的经济效益损失属于经济费用。经济费用应根据项目的具体情况确定，一般可分为以下费用事项：

1. 公共卫生机构占用和消耗的各种资源；
2. 因患者治疗病患、患者家属进行护理而向非卫生医疗机构支付的各种费用；
3. 患者以及患者家属因治疗病患和护理患者以及路途因素等损失工作时间而引发的生产力损失；
4. 项目导致的对社会其他方面对各种资源的相关消耗；
5. 医疗副作用导致的损失；
6. 医疗废弃物、放射物和药品试验废弃物等的处置对环境的不利影响；
7. 其他费用。

经济费用的计算应遵循机会成本原则。

4.4 公共卫生建设项目的经济效益由项目实体的直接效益、项目对直接目标人群和社会经济的贡献组成。因项目产生的资源节约属于经济效益。

项目实体的直接效益一般通过调整财务收入的方法得到。

项目对直接目标人群和社会经济的贡献表现为目标人群生命个体因生命质量提高、生存年数延长而创造出更多社会财富，同时减少了相应的社会资源消耗、降低了社会经济负担。该效益可进行近似的货币化计算，一般可归纳为以下效益事项：

1. 预防、减少和制止各类传染病和重大疾病的传播；

2. 减少和缓解患者的病痛，提高患者生存率和生存时间；

3. 降低孕妇和婴儿的死亡率；

4. 研制新的治疗手段和新型药物，改进已有的治疗技术手段与药物疗效；

5. 提高人民健康水平和改善生活质量，延长健康寿命年限；

6. 提高人民健康知识、普及健康生活方式和改善生活环境；

7. 提高卫生医疗保健服务设施的服务能力和工作效率；

8. 提高从事卫生医疗保健人员的技术水平和能力；

9. 避免和减少由于患病而导致的生产力损失；

10. 避免和减少由于病患而引发的对其他社会资源的消耗；

11. 其他效益。

经济效益的计算应遵循支付意愿原则和（或）接受补偿意愿原则。

4.5 公共卫生建设项目提供的产品（服务）在许多情况下缺乏以市场供求为依据形成价格的条件，为正确量化经济效益，在经济费用效益分析中可采用支付意愿调查法确定公共卫生服务的合理价格。

采用支付意愿调查法时，应注意调查区域和公共卫生建设项目服务区域的一致性；应把握服务区域内不同收入水平及人员特点的分布情况；应采集足够数量的样本使调查具有代表性；应测定医疗卫生服务覆盖比率变化所引起的该区域支付意愿代表值的变化；应根据公共卫生资源供给能力、受限条件和项目目标要求，确定项目受益人口占服务区域总人口的比例；应在综合考虑支付意愿与供给能力的基础上提出公共卫生建设项目产品（服务）的合理价格。

4.6 经济费用和经济效益经过货币化计量后，可通过经济净现值、经济内部收益率和经济效益费用比的计算与分析，判断项目的经济效率。

1. 经济净现值，指项目按照社会折现率将计算期内各年的经济净效益流量折现到建设期初的现值之和，应按下式计算：

$$ENPV = \sum_{t=1}^{n} (B - C)_t (1 + i_s)^{-t} \qquad (4.6-1)$$

式中：$ENPV$——经济净现值；

$\quad\quad B$——经济效益流量；

$\quad\quad C$——经济费用流量；

$\quad (B - C)_t$——第 t 期的经济净效益流量；

$\quad\quad i_s$——社会折现率；

$\quad\quad n$——项目计算期。

如果经济净现值大于或等于 0，表明项目可以达到社会折现率所要求的效率水平，资源配置的经济效率可以接受。

2. 经济内部收益率，指项目在计算期内经济净效益流量的现值累计等于 0 时的折现率，是经济费用效益分析的辅助指标，应按下式计算：

$$\sum_{t=1}^{n} (B - C)_t (1 + EIRR)^{-t} = 0 \qquad (4.6-2)$$

式中：$EIRR$——经济内部收益率。

如果计算得出的经济内部收益率大于或者等于统一设定的社会折现率，表明项目在经济上可以接受。

3. 经济效益费用比，指项目在计算期内效益流量的现值与费用流量的现值之比，应按下式计算：

$$R_{BC} = \frac{\sum\limits_{t=1}^{n} B_t \left(1 + i_s\right)^{-t}}{\sum\limits_{t=1}^{n} C_t \left(1 + i_s\right)^{-t}} \qquad (4.6-3)$$

式中：R_{BC}——经济效益费用比；

B_t——第 t 期的经济效益；

C_t——第 t 期的经济费用。

如果经济效益费用比大于 1，表明项目在经济上可以接受。

4.7 在完成经济费用与经济效益的对比之后，应进一步分析项目的费用与效益在利益相关者之间的分布情况，确定受益或受损群体，分析他们受到项目影响的程度，并提出改进资源配置的建议。

4.8 公共卫生建设项目经济评价中使用的社会折现率、影子汇率换算系数、影子工资和土地影子价格应符合《建设项目经济评价方法与参数》（第三版）的规定。

5 费用效果分析

5.1 公共卫生建设项目的费用效果分析是通过比较项目所支付的费用与达到的效果，判断项目的费用有效性或经济合理性。费用效果分析是公共卫生建设项目投资决策所采用的主要方法。

费用是指为实现项目预定目标付出的财务代价或经济代价，采用货币计量。

效果是指项目实施后所起到的作用、效应或效能，可借助各种物理量纲或自然量纲表示。

5.2 公共卫生建设项目费用效果分析一般应按下列步骤进行：

1. 确立项目目标；
2. 设计备选方案；
3. 将项目目标转化为具体的可量化的效果指标；
4. 识别、分析与计量项目的费用与效果；
5. 通过方案比选推荐最佳方案；
6. 对分析中的基本假设、局限性和有关问题给予说明。

5.3 公共卫生建设项目费用效果分析可采用最小费用、最大效果和增量分析等基本方法。

最小费用法也称固定效果法，是在满足规定效果或效果相同的条件下，选取费用最小的方案。

最大效果法也称固定费用法，是在限定成本或成本相同的条件下，选取效果最大化的方案。

增量分析法是在费用和效果均无限定的条件下，通过比较备选方案之间的费用差额和效果差额，分析单位费用增量所获得的效果增量是否值得。

5.4 公共卫生建设项目费用效果分析一般采用效果费用比或费用效果比作为基本指标，其公式为：

$$R_{E/C} = \frac{E}{C} \text{ 或 } R_{C/E} = \frac{C}{E} \tag{5.4}$$

式中：E——项目效果；

$\quad C$——项目的成本费用，用现值或年值表示；

$R_{E/C}$——效果费用比；

$R_{C/E}$——费用效果比。

基准指标 $[E/C]_0$ 代表项目可以接受的效果费用比的最低要求，由投资人设定。

5.5 费用通常采用计算期总费用的概念，即从投资决策开始到项目终结的全过程所发生的全部费用。由于对比角度不同，有时也会针对项目的财务费用、经济费用、具体某一类费用或发生在某个时期的费用，进行费用效果分析。

费用一般以现值或年值方式计算，计算公式如下：

1. 费用现值（PC）

$$PC = \sum_{t=1}^{n} (CO)_t (P/F, i, t) \qquad (5.5-1)$$

式中：（CO）_t——第 t 期现金流出量；

n——计算期；

i——折现率；

（P/F, i, t）——现值系数$\left[\dfrac{1}{(1+i)^n}\right]$。

2. 费用年值（AC）

$$AC = \left[\sum_{t=1}^{n} (CO)_t (P/F, i, t) \right] (A/P, i, n) \qquad (5.5-2)$$

式中：（A/P, i, n）——资金回收系数$\left[\dfrac{i(1+i)^n}{(1+i)^n - 1}\right]$。

5.6 公共卫生建设项目的投资效果主要表现在以下几个方面：

1. 直接增加了服务区域内的卫生资源数量；

2. 改善了卫生服务机构的持续运营能力；

3. 提高了服务区域内的卫生服务供给能力；

4. 提高了服务区域内直接目标人群的受益程度。

5.7 公共卫生建设项目的服务功能多样化导致投资效果指标具有多样性。选择效果指标时应注意与规划目标、投资目标相符合。按照投资效果的表现形式，效果指标可分为卫生资源指标、机构运营指标、服务供给指标和目标人群受益程度指标。

1. 卫生资源指标。公共卫生投资直接形成当地卫生资源数量的增加，表现为卫生机构数量、办公场所、医疗设备、从业人员的增加和（或）优化升级。表达前述状况变化的指标可作为衡量投资效果的指标。

2. 机构运营指标。项目前期研究阶段应对项目运营期间的经费投入进行适当筹划，并对其效果进行预测。发生在运营期间的经费投入，使得卫生机构的收入与支出能够满足正常运转的需要，从而保证了项目的设计服务能力正常发挥，预定服务目标顺利实现。反映项目财务状态、运营状态的指标可作为衡量运营期间经费投入效果的指标。

3. 服务供给指标。公共卫生建设项目投资建设的最终产出是公共卫生服务和基本医疗服务。反映服务能力、服务科目和服务质量的指标可作为衡量投资效果的指标。

4. 目标人群受益程度指标。直接目标人群乃至服务区域内全体居民因医疗卫生服务供给能力增强而直接受益。反映医疗卫生服务便捷程度、主要疾病与特殊疾病预计控制情况的指标可作为衡量投资效果的指标。

6 风险分析

6.1 公共卫生建设项目的投资决策、建设运营具有一定程度的风险，应进行风险分析，明确风险因素的来源，估计风险因素发生的可能性及给项目带来的损失，提出项目风险的预警、预报和相应对策。

6.2 公共卫生建设项目风险分析通常采用定性与定量相结合的方法，分析过程包括风险识别、风险估计、风险评价和风险应对。

风险识别应采用系统论的观点对项目全面考察综合分析，找出潜在的各种风险因素，并对各种风险进行比较、分类，确定各因素间的相关性与独立性，判断其发生的可能性和对项目的影响程度，按其重要性进行排队或赋予权重。

风险估计应采用主观概率和客观概率的统计方法，确定风险因素的概率分布，运用数理统计分析方法，计算项目评价指标相应的概率分布或累计概率、期望值、标准差。

风险评价应根据风险识别和风险估计的结果，依据项目风险判别标准，找出影响项目成败的关键风险因素。项目风险大小的评价标准应根据风险因素发生的可能性及其造成的损失来确定，一般采用评价指标的概率分布或累计概率、期望值、标准差作为判别标准，也可采用综合风险等级作为判别标准。

风险应对是根据风险评价的结果，研究规避、控制与防范风险的措施，为项目全过程风险管理提供依据。

6.3 公共卫生建设项目的受益群体广泛、服务市场稳定、政府支持力度大，项目的风险主要来自政策风险、医疗技术风险、收益风险、融资风险、运营成本费用风险等。公共卫生建设项目应针对主要风险制定防范措施。

7 方案经济比选

7.1 公共卫生建设项目投资决策的过程也是方案比选和择优的过程。方案经济比选应充分调查社会现状资料，以实现项目的主要功能定位为目标，在满足主要限定条件的基础上，从多种方案中推选出经济合理的最佳方案。

7.2 公共卫生建设项目备选方案应满足下列条件：

1. 备选方案的整体功能应达到目标要求；
2. 备选方案的经济效率应达到可以被接受的水平；
3. 备选方案包含的范围和时间应一致，效益和费用计算口径应一致。

7.3 公共卫生建设项目方案经济比选可根据自身特点选用效益比选法、费用比选法、最低价格法等方法。

1. 效益比选法包括净现值比较法、净年值比较法、差额投资内部收益率比较法。

（1）净现值比较法：比较备选方案的财务净现值或经济净现值，以净现值大的方案为优。比较净现值时应采用相同的折现率。

（2）净年值比较法：比较备选方案的净年值，以净年值大的方案为优。比较净年值时应采用相同的折现率。

（3）差额投资财务内部收益率法：计算差额投资财务内部收益率与设定的基准收益率进行对比，当差额投资财务内部收益率大于或等于设定的基准收益率时，以投资大的方案为优；反之，投资小的方案为优。在进行多方案比较时，应先将投资额由小到大排序，再依次就相邻方案两两比较，从中选出最优方案。备选方案的差额财务内部收益率应按下式计算：

$$\sum_{t=1}^{n} \left[(CI - CO)_{大} - (CI - CO)_{小} \right] (1 + \Delta FIRR)^{-t} = 0 \qquad (7.3)$$

式中：$(CI - CO)_{大}$——投资大的方案的财务净现金流量；

$(CI - CO)_{小}$——投资小的方案的财务净现金流量；

$\Delta FIRR$——差额投资财务内部收益率。

（4）差额投资经济内部收益率法：以经济净现金流量替代公式（7.3）中的财务净现金流量，进行方案比选。

2. 费用比选法包括费用现值法、费用年值法。

（1）费用现值法：计算备选方案的总费用现值并进行对比，以费用现值较低的方案为优。

（2）费用年值法：计算备选方案的费用年值并进行对比，以费用年值较低的方案为优。

3. 最低价格法应用于相同产出的方案比选，设定净现值为零推算备选方案的产品价格，以价格较低的方案为优。

7.4 在多方案比较中，应分析不确定性因素和风险因素对方案比选的影响，判断其对比选结果的影响程度，必要时应进行不确定性分析和风险分析，以保证比选结果的有效性。

在比选时应遵循效益与风险相权衡的原则。

在不确定性因素和风险因素下的方案比选可采用下列方法：

1. 折现率调整法：调高折现率使备选方案净现值变为零，折现率变动幅度小的方案风险大，折现率变动幅度大的方案风险小。

2. 标准差法：对备选方案进行概率分析，计算出评价指标的期望值和标准差，在期望值满足要求的前提下，比较其标准差，标准差较高者，风险相对较大。

3. 累计概率法：计算备选方案净现值大于或等于零的累计概率，估计方案承受风险的程度，方案的净现值大于或等于 0 的累计概率值越接近于 1，说明方案的风险越小；反之，方案的风险大。

附表

附表1 建设投资估算表

人民币单位：万元

序号	工程或费用科目	建筑工程费	设备购置费	安装工程费或安装调试费	其他费用	合计	其中：外币	比例（%）
1.	工程投资							
1.1	工程费用							
1.1.1	主体工程							
1.1.2	辅助工程							
1.1.3	公用工程							
1.1.4	……							
1.2	工程建设其他费用							
1.2.1	建设单位管理费							
1.2.2	勘察设计费							
1.2.3	……							
1.3	预备费							
1.3.1	基本预备费							
1.3.2	涨价预备费							
2	医疗设备投资							
2.1	设备1							
2.2	设备2							
2.3	……							
3	建设投资合计							
	比例（%）							100%

注：1. "工程或费用科目"因项目复杂程度而存在较大差异，应根据实际情况进行调整。
　　2. "比例"分别指各主要科目的费用（包括横向和纵向）占建设投资的比例。

附表2 建设期利息估算表

人民币单位：万元

序号	科目	合计	建设期					
			1	2	3	4	……	n
1	贷款							
1.1	建设期利息							
1.1.1	期初借款余额							
1.1.2	当期借款							
1.1.3	当期应计利息							
1.1.4	期末借款余额							
1.2	其他融资费用							
1.3	小计（1.1＋1.2）							
2	债券							
2.1	建设期利息							
2.1.1	期初债务余额							
2.1.2	当期债务金额							
2.1.3	当期应计利息							
2.1.4	期末债务余额							
2.2	其他融资费用							
2.3	小计（2.1＋2.2）							
3	合计（1.3＋2.3）							
3.1	建设期利息合计（1.1＋2.1）							
3.2	其他融资费用合计（1.2＋2.2）							

注：1. 贷款指商业银行贷款、政策性银行贷款、外国政府贷款、国际金融组织贷款、银团贷款等；
债券指企业债券、国际债券、融资租赁等。如有多种贷款或债券，必要时应分别列出。

2. 如存在外币债务，原则上外币债务和人民币债务应分别估算。

附表3　流动资金估算表

序号	科目	最低周转天数	周转次数	计算期					
				1	2	3	4	……	n
1	流动资产								
1.1	应收账款								
1.2	存货								
1.2.1	药品								
1.2.2	材料								
1.2.3	……								
1.3	现金								
1.4	预付账款								
1.5	……								
2	流动负债								
2.1	应付账款								
2.2	预收账款								
2.3	……								
3	流动资金（1－2）								
4	流动资金当期增加额								

注：表中科目宜根据实际情况调整。

附表 4　项目总投资使用计划与资金筹措表

人民币单位：万元

序号	科目	合 计			1			……			n		
		人民币	外币	小计	人民币	外币	小计	人民币	外币	小计	人民币	外币	小计
1	总投资												
1.1	建设投资												
1.2	建设期利息												
1.3	流动资金												
2	资金筹措												
2.1	项目资本金												
2.1.1	用于建设投资												
	××方												
	……												
2.1.2	用于流动资金												
	××方												
	……												
2.1.3	用于建设期利息												
	××方												
	……												
2.2	债务资金												
2.2.1	用于建设投资												
	××贷款												
	××债券												
	……												
2.2.2	用于建设期利息												
	××贷款												
	××债券												
	……												
2.2.3	用于流动资金												
	××贷款												
	××债券												
	……												
2.3	其他资金												
	×××												
	……												

注：1. 本表中的建设期利息一般可包括其他融资费用。

　　2. 项目资本金或权益资金的组成可分项列出或加以文字说明。

附表 5-1　总成本费用估算表（要素法）

人民币单位：万元

序号	科目	合计	计算期					
			1	2	3	4	……	n
1	人员经费							
2	药品费							
3	材料费							
4	维修费							
5	公用经费							
6	其他费用							
7	运营成本（1+2+3+4+5+6）							
8	折旧费							
9	摊销费							
10	财务费用							
11	总成本费用（7+8+9+10）							

附表 5-2　人员经费估算表

人民币单位：万元

序号	项目	合计	计 算 期					
			1	2	3	4	……	n
1	医护人员							
	人数							
	人均年工资							
	工资额							
2	管理人员							
	人数							
	人均年工资							
	工资额							
3	其他人员							
	人数							
	人均年工资							
	工资额							
4	工资总额（1+2+3）							
5	福利费							
6	人员经费（4+5）							

·23·

附表 5-3 药品及材料费估算表

人民币单位：万元

序号	科目	合计	计算期					
			1	2	3	4	……	n
1	药品							
1.1	西药							
1.2	中草药							
1.3	中成药							
2	材料							
2.1	卫生材料							
2.1.1	材料 A							
	单价							
	数量							
2.2.2	材料 B							
2.2.3	……							
2.2	其他材料							
3	其他							
4	药品及材料费 (1+2+3)							

附表 5－4 公用经费估算表

人民币单位：万元

序号	项目	合计	计算期					
			1	2	3	4	……	n
1	燃料费							
1.1	燃料 A							
	单价							
	数量							
1.2	……							
2	动力费							
2.1	动力 A							
	单价							
	数量							
2.2	……							
3	水费							
4	物业管理费							
5	差旅费							
6	培训费							
7	……							
8	公用经费							

附表 5-5 固定资产折旧费估算表

人民币单位：万元

序号	项目	合计	计算期					
			1	2	3	4	......	n
1	房屋、建筑物							
	原值							
	当期折旧费							
	净值							
2	机器设备							
	原值							
	当期折旧费							
	净值							
	......							
3	合计							
	原值							
	当期折旧费							
	净值							

注：当涉及使用既有固定资产时，应将新增加的固定资产和使用的既有固定资产分别列出，并分别
计算折旧费。

附表 6 项目投资现金流量表

人民币单位：万元

序号	科目	合计	计算期					
			1	2	3	4	……	n
1	现金流入							
1.1	营业收入							
1.2	补贴收入							
1.3	回收固定资产余值							
1.4	回收流动资金							
1.5	其他收入							
2	现金流出							
2.1	建设投资							
2.2	流动资金							
2.3	运营成本							
2.4	营业税金及附加							
2.5	维持运营投资							
3	净现金流量（1－2）							

计算指标：财务内部收益率（％）

财务净现值（$i_c=$　％）

项目投资回收期（年）

注：项目是否缴纳营业税金，需根据实际情况按照税收政策执行。

附表7 项目资本金现金流量表

人民币单位：万元

序号	科目	合计	计算期					
			1	2	3	4	……	n
1	现金流入							
1.1	营业收入							
1.2	补贴收入							
1.3	回收固定资产余值							
1.4	回收流动资金							
1.5	其他收入							
2	现金流出							
2.1	项目资本金							
2.2	借款本金偿还							
2.3	借款利息支付							
2.4	运营成本							
2.5	营业税金及附加							
2.6	所得税							
2.7	维持运营投资中的资本金							
3	净现金流量（1-2）							
计算指标：资本金内部收益率（%）								

注：1. 本表仅适用于设置了资本金的项目。

2. 项目是否缴纳营业税金，需根据实际情况按照税收政策执行。

附表8 投资各方现金流量表

人民币单位：万元

序号	科目	合计	计算期					
			1	2	3	4	……	n
1	现金流入							
1.1	实分利润							
1.2	资产处置收益分配							
1.3	租赁费收入							
1.4	其他现金流入							
2	现金流出							
2.1	实缴资本							
2.2	租赁资产支出							
2.3	其他现金流出							
3	净现金流量（1-2）							
计算指标：投资各方财务内部收益率（%）								

附表 9 财务计划现金流量表

人民币单位：万元

序号	项目	合计	计算期					
			1	2	3	4	……	n
1	经营活动净现金流量（1.1 – 1.2）							
1.1	现金流入							
1.1.1	医疗收入							
1.1.2	财政补助收入							
1.1.3	上级补助收入							
1.1.4	其他收入							
1.2	现金流出							
1.2.1	医疗卫生支出							
	其中：医疗支出							
	公共卫生支出							
1.2.2	财政专项支出							
1.2.3	其他支出							
2	投资活动净现金流量（2.1 – 2.2）							
2.1	现金流入							
2.2	现金流出							
2.2.1	建设投资							
2.2.2	维持运营投资							
2.2.3	流动资金							
2.2.4	其他流出							
3	筹资活动净现金流量（3.1 – 3.2）							
3.1	现金流入							
3.1.1	项目资本金投入							
3.1.2	建设投资借款							
3.1.3	流动资金借款							
3.1.4	债券							
3.1.5	短期借款							
3.1.6	其他流入							
3.2	现金流出							
3.2.1	各种利息支出							
3.2.2	偿还债务本金							
3.2.3	应付利润（股利分配）							
3.2.4	其他流出							
4	净现金流量（1 + 2 + 3）							
5	累计盈余资金							

注：1. 该表适用于有多种资金参与，并伴有盈利目的的项目。

2. 不以盈利为目的的项目，可根据项目情况对表中科目予以简化。

附表10 资产负债表

序号	科目	计算期					
		1	2	3	4	……	n
1	资产						
1.1	流动资产						
1.1.1	货币资金						
1.1.2	应收账款						
1.1.3	预付账款						
1.1.4	存货						
	药品						
	库存物资						
	在加工材料						
	……						
1.1.5	其他						
1.2	非流动资产						
1.2.1	长期投资						
1.2.2	固定资产净值						
1.2.3	在建工程						
1.2.4	无形资产净值						
1.2.5	其他						
2	负债及净资产						
2.1	流动负债						
2.1.1	短期借款						
2.1.2	应付账款						
2.1.3	预收账款						
2.1.4	其他应付款						
2.2	非流动负债						
2.2.1	长期借款						
2.2.2	长期应付款						
	负债小计（2.1+2.2）						
2.3	净资产						
2.3.1	事业基金						
2.3.2	专用基金						
2.3.3	财政专项补助结余						
2.3.4	本期结余						
2.3.5	未弥补亏损						
计算指标：资产负债率（%）							

附表11 借款还本付息计划表

序号	项　目	合计	计　算　期					
			1	2	3	4	……	n
1	借款1							
1.1	期初借款余额							
1.2	当期还本付息							
	其中：还本							
	付息							
1.3	期末借款余额							
2	借款2							
2.1	期初借款余额							
2.2	当期还本付息							
	其中：还本							
	付息							
2.3	期末借款余额							
3	债券							
3.1	期初债务余额							
3.2	当期还本付息							
	其中：还本							
	付息							
3.3	期末债务余额							
4	借款和债券合计							
4.1	期初余额							
4.2	当期还本付息							
	其中：还本							
	付息							
4.3	期末余额							
计算指标：利息备付率（％）　偿债备付率（％）								

注：1. 本表与"借款利息估算表"可合二为一。

2. 本表可另加流动资金借款的还本付息计算。

《公共卫生建设项目经济评价方法与参数》

条 文 说 明

1 总 则

1.1 编制目的和依据

为了规范公共卫生建设项目的经济评价工作，完善政府投资决策论证程序，根据《国家发展改革委、建设部关于印发建设项目经济评价方法与参数的通知》（发改投资〔2006〕1325号）的要求，遵循卫生经济学的原理和方法，制定《公共卫生建设项目经济评价方法与参数》。

提高居民的身心健康水平和生活文明程度是政府的重要职责。政府在医疗卫生领域的投资，保障了社会成员的基本医疗卫生权益。在公共卫生建设项目中开展经济评价，有利于促进项目方案进行社会资源优化配置，促进社会福利的合理共享与社会成本的合理分担；有利于促进政府投资决策的科学化发展，促进社会资本积极参与并获得合理收益；有利于从项目全周期管理的角度改进项目设计，确保卫生机构在承担服务职能的过程中持续良好运营。

1.2 适用范围

本方法与参数主要适用于政府投资的公共卫生建设项目的前期研究工作，以疾控中心、乡镇卫生院等项目较为典型。

公共卫生建设项目建成后主要承担具有社会福利性质的公共卫生服务和基本医疗服务，以保障居民的基本医疗卫生权益作为主要目标。目前社会上对卫生、公共卫生、医疗、基本医疗尚缺乏统一的认识和明确的界定，因此，本方法与参数根据近年采用较多的用法作出以下区分：

卫生服务，指社会成员根据各自不同的需求而享有机会均等的预防、保健、医疗、康复服务，是最广泛的概念，包括公共卫生服务和医疗服务两类。

公共卫生服务，由社会成员支付的费用低，覆盖范围广，包括疾病预防控制、计划免疫、健康教育、卫生监督、妇幼保健、精神卫生、职业卫生等多种类型。

医疗服务中的基本医疗，是指社会成员在治病过程中得到的具有福利性的基本治疗，服务内容包括基本的疾病治疗措施、休养措施、诊疗检查、药品耗用等。基本医疗是个相对范畴，具有社会福利性的特点与公共卫生服务近似。

医疗服务中的非基本医疗，是与基本医疗相对而言的，由于医疗服务可支配资源的有限性，一些具有选择性的、费用高、治疗效果有限的医疗服务成为非基本医疗。

1.3 经济评价的目的与作用

建设项目前期研究是在投资决策前对项目的建设必要性和备选方案的工艺技术、运行条件、环境影响与社会影响等方面进行全面的分析论证。为了促进投资目标的顺利实现，项目前期研究应充分借鉴过去的投资经验，并尽可能接近实际情况对未来进行预测。

经济评价是建设项目前期研究的重要内容。项目的建设运营是整个社会经济活动的一个组成部分，要与整个社会的经济活动相融合，因此在项目设计之初，首先需要考察项目与相关发展规划的符合性，在符合行业、地区规划的基础上设计项目的初步方案。在项目方案构思完成之后，应估算项目的成本、收入、效益（效果），对项目的财务可行性和经济合理性进行判断，从财务和经济角度为投资者提供决策依据。来自技术、经济、社会等的每一类影响因素，都会对项目的投资决策产生影响，由于很多问题最终都可能反映在项目的财务和经济方面，并借助财务或经济的方法进行协调，因此，应认真做好项目的经济评价工作。

尽管经济评价是项目决策过程中的有效方法，但是它无法解决项目的所有问题，同理，对于经济评价中所采用的决策标准，决策者也不能寄希望于只采用一种指标（如内部收益率）就判断项目是否可行，而是应该同时考虑多种因素、多个目标与具体项目目标的相互协调，从中寻求系统优化，作出最终决策。

1.4 公共卫生建设项目的特点

1. 公共卫生建设项目社会效益显著。现代社会最主要的社会福利之一是人类健康水平的提高。健康包括身体机能得以保持或改善，也包括患病后经过医治而痊愈。公共卫生为自然人或特定的社会群体提供了疾病的早期服务或预防性服务，与疾病发生后的医疗相比，投入成本较低，干预效果显著，因此公共卫生在提高社会福利方面发挥着"四两拨千斤"的作用。公共卫生服务可以是一时的，也可以是经常的，但其效果将是持久的，它改善了服务群体的健康，使他们能为社会创造更多的财富，这些广泛、长期、有形和无形的回报极大提高了公共卫生投资的社会效益。

2. 政府在项目的投资、建设、运营中起主导作用。政府把提高民众的医疗卫生条件和健康生活水平作为一项重要职责，《中共中央　国务院关于深化医药卫生体制改革的意见》中提出，要"坚持公共医疗卫生的公益性质"，"强化政府责任和投入"。政府投资一般采取直接投资、资本金注入、投资补助、贷款、贴息等方式。为了提高受益区居民的健康生活水平，政府可以通过建立相关机构的方式直接提供公共卫生服务，也可以通过购买服务的方式成为公共卫生服务的监管者和间接提供者。政府投资于公共卫生建设项目不以盈利为目的，公共卫生机构在运营过程中的结余资金一般不得进行利润分配，只能用于公共卫生事业的发展，如人员培训、设备购置与设备更新等。

3. 产出类型多样且差异大。项目的产出就是项目能够提供的医疗卫生服务。一个项目建成以后可以提供多种类别的医疗卫生服务，但是不同机构所提供的服务科目存在很大差异。

4. 卫生服务的价格由多种因素共同决定。卫生服务本身具有成本，但是服务价格和服务收入不确定，从服务项目收支差异的角度看，有免费服务、允许回收成本的服务、盈利性服务三种基本类型。在同一个医疗卫生机构中，三种服务类型可能是同时存在的，而在不同机构之间，三种服务类型的构成比例差异很大，例如，疾控中心提供的免费服务多一些、盈利性服务少一些，传染病及专科疾病防治机构提供低价服务的比例更多一些，而经营性医疗机构提供的盈利性服务比较多。各种服务项目的价格受到社会需求、受益群体财力、政府财力、可供资源等多种因素的制约，当具备一定条件或者失去某种必要条件，服务类型可能会发生转变。

5. 项目设计应满足受益群体的需要。项目投资、建设、运营的目的是满足受益群体的需要。各类卫生机构具有不同的职能定位，它们或集中或零散地向社会公众提供了各种服务，共同构建起公共卫生服务供应体系，因此，卫生机构的规模、布局应符合卫生机构整体规划的要求，项目的具体设计应根据项目所在服务区域的自然条件、人口特点、疾病特点等因素进行设计，应注意借助医疗卫生服务网络，充分发挥医疗机构在服务功能上的协调与互补。

1.5　公共卫生建设项目经济评价的特点

1. 项目的投入一般采用货币方式计量，或尽量转化为货币方式计量。项目的产出应根据项目的主要功效采用货币或效果（效用）指标计量。

2. 公共卫生建设项目的产出，主要是各种形式的公共卫生服务和基本医疗服务。这些服务的价格应采取政府核定的价格；缺少具体核定价格的，应符合相关规定或定价原则。

3. 项目建成后一般形成独立的运营机构和独立的财务主体。为了使项目持续发挥作用，应作好运营费用估算和财务生存能力分析。

4. 政府可以通过建立卫生机构的方式直接提供医疗卫生服务，也可以通过购买服务的方式成为医疗卫生服务的监管者和间接提供者。在项目评价过程中，应注意保障政府性资金以外的其他各类社会资金具有合理收益。社会资本的营利可能来自营利性服务本身，也可能来自政府的补贴或者被政府让渡的服务项目结余资金。

5. 为了尽量准确估算项目的贡献以及各种资源的使用效率，财务成本和财务收入、经济成本和经济收益应尽量按照项目所提供的单项服务详细计算。

6. 费用效果分析是公共卫生建设项目经济评价所采用的主要方法。根据费用的不同组成，可以分为财务费用效果分析和经济费用效果分析，详细内容见本书第5章。

1.6　公共卫生建设项目经济评价思路、内容与方法

按照经济学原理，在完全自由竞争的市场中，当边际收益等于边际成本时，能够获得最优的资源配置。在市场失灵的情况下，基于个体厂商观点作出的决定可能不利于社会资源的合理配置，边际收益和边际成本的观点也无法解释免费医疗的合理性，此时，只有基于社会观点的费用效益（效果）分析，才能对投资决策是否增进了社会福利给出结论，因此，公共卫生建设项目经济评价更加关注社会效益和社会成本。

公共卫生建设项目的投资主体逐步向多元化发展，不同投资主体对项目的诉求不同，政府对项目的干预程度和方式也不同；不同类型、不同地点的公共卫生建设项目提供的服务可能不同，项目的效能表现形式也不同。一般来说，各个投资主体、各级决策部门在进行项目论证时，要对项目的环境条件、工程条件、技术条件、协作条件及其他社会因素进行综合考虑，项目评估过程历经数次循环，多重因素也从项目初期的不确定而变为确定，评价内容逐步深入细化，项目方案从需要、可能、可行逐步向最佳方案发展。图1显示了公共卫生建设项目经济评价的基本思路，评价内容和评价方法的具体应用应结合项目的实际情况，切忌生搬硬套。

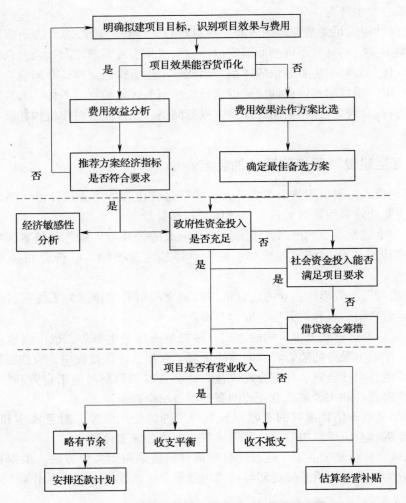

图1 公共卫生建设项目经济评价基本思路

公共卫生建设项目发生的全部财务收入与支出都可以用货币计量，这些收支体现在项目财务主体的运行过程中，所以财务分析要以财务主体为边界，通过费用估算、收益估算、融资方案设计与评估、收支节余能力分析、偿债能力分析、财务生存能力分析等内容，计算反映出投资在财务方面的效率，确保承担公共卫生服务职能的卫生机构具有稳定的财务现金流量。如果有社会资本参与，应给予合理的收益。

经济费用效益分析和经济费用效果分析着眼于项目的"经济学边界"，公共卫生建设项目服务的目标群体乃至更大的社会群体，是项目的·"经济学边界"。公共卫生建设项目服务的目标群体既包括直接服务对象——患者，还包括间接服务对象——患者家属、友人、被感染者等，应按经济学原理识别体现在这些人群身上的项目效益与费用。

有些经济效益与经济费用可以先量化、再通过合适的方法货币化；另一些虽然可以量化但目前尚未找到能为大众普遍接受的货币化方法，因此难以货币化；还有一些目前尚不可量化。对于经济效益与费用可货币化的项目，可以采用经济费用效益分析方法进行定量分析；对于效果可定量但不可货币化的项目，视项目费用的性质，可以使用财务费用效果分析或经济费用效果进行定量分析；如效果表现为多个，可以通过给效果赋予权重的方式而将效果统一，此时称为加权费用效果分析；对于目前尚不能定量化的社会效果与社会成本，宜采用定性的分析方法。

1.7 评价深度

经济评价深度应视项目的具体情况与评价阶段而定，应逐步提高投资费用、运营费用以及项目效能的估算精度。

1.8 评价原则

1. 科学、客观、公正原则：这是对参与项目设计、评价的单位与人员的基本要求。

2. 有无对比原则：有无对比是指"有项目"相对于"无项目"的对比分析。"无项目"状态指不对该项目进行投资时，在计算期内，与项目有关的资产、费用与收益的预计发展情况；"有项目"状态指对该项目进行投资后，在计算期内，资产、费用与收益的预计情况。"有无对比"求出项目的增量效益，排除了项目实施以前各种条件的影响，突出项目活动的效果。"有项目"与"无项目"两种情况下，效益和费用的计算范围、计算期应保持一致，具有可比性。

3. 效益与费用计算口径对应一致原则：将效益与费用限定在同一个范围内，计算出来的净效益才是项目投入的真实回报，项目（或方案）之间才有可能进行比较。

4. 定量分析与定性分析相结合以定量分析为主：经济评价的过程是对拟建项目在整个计算期的经济活动，通过计算效益与费用，对比投资效益的过程。一般来说，项目经济评价要求尽量采用定量指标，但对一些不能量化的经济因素，不能直接进行数量分析，对此要求进行定性分析，并与定量分析结合起来进行评价。

5. 动态分析与静态分析相结合以动态分析为主：动态分析（折现分析）是指利用资金时间价值原理对项目在不同时间发生的货币流量进行的分析。静态分析（非折现分析）是指不考虑资金的时间价值而对项目进行的分析。经济评价以动态指标为主，静态指标通常作为辅助指标。

1.9 价格体系

项目前期决策过程中使用的价格通常带有预测性，因此需要就价格体系作出约定。

在财务分析中，项目在建设期和运营期的人力、物力等投入物价格通常由市场供求机制决定，因此可采用市场价格。项目的产出物（公共卫生产品或服务）价格一般由地方政府定价，现行价格可以作为确定项目产出物价格的依据之一。对于缺乏政府定价的公共卫生服务或有投资收益要求的项目，可以根据经营不亏损的原则设定投资收益率，并据此反算项目产出物的预期价格。

社会价格总水平变动会对计算期内的价格产生影响，一般可用消费者价格指数或生产者价格指数表示。相对价格变动反映出项目的投入物或产出物价格相对于价格总水平发生变化。在建设期内，一般应考虑价格总水平变动及投入物的相对价格变动，社会价格总水平变动可采用生产者价格指数。在运营期内，若能合理判断未来市场价格变动趋势，投入物与产出物可采用相对变动价格；若未来趋势难于判断，一般可采用项目运营期初的价格；价格总水平变动通常情况下可以不考虑。

在经济分析中，投入物与产出物的价格均按其经济价值确定，即采用影子价格计算。

1.10 项目计算期

项目计算期是指经济评价中为进行折现分析所设定的期限，包括建设期和运营期。

建设期是指项目资金正式投入开始到项目建成投产为止所需要的时间，可按合理工期或预计的建设进度确定。

运营期的确定主要取决于项目本身特性，一般取 15～20 年。主要原因在于两个方面：一是按照现金流量折现的方法，项目后期的成本和收益折算为现值，数值相对比较小，一般不会对财务分析结论产生决定性影响；二是年限越长，预测的数据越不准确。

2 财务收入与费用估算

2.1 财务收入与费用估算

财务收入与费用估算为财务分析和财务费用效果分析提供了基础数据，在经济费用效益分析中，有些数据也是通过对财务数据进行调整而得到，因此财务收入与费用估算应尽可能准确。

财务收入与费用的识别和估算应注意以下事项：

1. 财务收入与费用估算应遵守医疗机构财务、会计和税收制度的规定。由于项目前期研究中财务数据的估算建立在对未来情况预测的基础上，因此在估算中允许作有别于财会制度的处理，但是总体上应与会计准则相适应。

2. 财务收入与费用估算的范围应对应一致。在合理确定的项目范围内，财务主体的收支应对等地估算，避免高估或低估。

3. 财务收入与费用的估算应根据项目性质、服务类别和服务特点，明确相关的政策和其他依据，选取适宜的方法，编制相关表格，进行文字说明。

2.2 财务收入

为社会提供卫生服务的经营性项目，其服务价格往往受到政府物价部门、卫生部门和医保部门的管制，对于收入难以弥补成本的部分，政府一般给予一定的补贴，这类项目的财务收入应包括医疗收入和补助收入。

医疗收入一般应根据服务内容、服务价格逐项估算，最后汇总计算；如果项目经营情况比较简单、估算误差在允许范围之内，医疗收入也可参照同类项目的经验数据估算。

突发公共卫生应急、重点传染病的防治、健康教育等非经营性项目往往没有直接的服务收入，即不产生财务效益。这类项目通常需要政府提供补贴才能维持正常运转，应将政府的预算拨款、专项经费及其他各类补贴列入财务主体的收入。

除医疗收入、补助收入以外，卫生机构在运营过程中还可能因培训、房屋出租、接受捐赠等事项而发生其他收入。在项目前期决策阶段，这部分收入可参考同类项目粗略估算。如果这部分收入比例很小而且不影响评估结论，也可忽略不计。

2.3 费用估算

在项目评价中，费用估算应从项目计算期的角度考虑。项目在建设期支出的费用以建设投资、建设期利息为主，在运营期支出的费用以运营成本、设施设备更新改造投资为主。

按照国家税法的规定，项目在计算期内有可能缴纳或代扣代缴的税费包括营业税、城市维护建设税、教育费附加、车船使用税、房产税、个人所得税等。但是，根据《中共中央 国务院关于分类推进事业单位改革的指导意见》（中发〔2011〕5 号），属于公益类的医疗卫生机构，在项目评估中通常不考虑税金。

费用估算完成后，为满足资金申请、资金管理和费用效果分析的需要，可进一步对费用进行分类，包括房屋等基建投资、专业医疗设备投资、运营成本、专项医疗卫生成本、设备设施更新改造投资等。

费用估算的结果用于财务分析。对于没有业务收入的项目，更需要作好费用的估算，编制清晰的报表，作好项目的财务生存能力分析。

费用估算的结果也可以用于单位功能费用指标的计算，进行费用效果分析和方案比选。

1. 建设投资：包括工程投资和医疗设备投资。

（1）工程投资：是项目费用的重要组成部分，是发生在建设期的主要现金流出，由工程费用、工程建设其他费用和预备费用三部分构成。

工程费用由建筑工程费、设备购置费和安装工程费构成。此处的设备购置费仅和工程建设有关，医疗设备的购置费用将在后面单独估算。

工程建设其他费用内容较多，项目个体之间的差异比较大，大体可分为三类：一是与土地使用有关的费用，如土地使用权出让金、土地补偿费、青苗补偿费、安置补助费等；二是与工程建设有关的其他费用，如建设单位管理费、勘察设计费、工程监理费、临时设施费等；三是与未来经营有关的其他费用，如试运转费用、开工准备费、办公和生活家具购置费等。

预备费用包括基本预备费和涨价预备费。

（2）医疗设备投资：通常包含在工程投资中，但在公共卫生建设项目中，考虑到以下因素，我们把医疗设备投资从工程投资中分离出来，单独列项：

1）医疗设备投资有时额度很大；

2）医疗设备投资与建筑工程投资的资金渠道可能不同；

3）医疗设备投资可能在项目计算期内分期完成。

2. 运营成本：是项目运营期间财务主体发生的主要现金流出，估算时应注意尽量符合项目的实际情况。

3. 流动资金：常用的流动资金估算方法有扩大指标估算法和分项详细估算法。

扩大指标估算法，即参照同类项目流动资金占服务收入或运营成本的比例，或者单位服务产出占运营资金的数额估算流动资金。

分项详细估算法，即对流动资产和流动负债主要构成要素进行分项估算。流动资产的构成要素一般包括存货、库存现金、应收账款和预付账款；流动负债的构成要素一般只考虑应付账款和预收账款。流动资金是流动资产与流动负债的差额部分。估算时应首先确定各要素的最低周转天数，据此计算各要素的年度周转次数，最后根据运营期间各项成本费用估算表所提供的数据计算各要素占用的流动资金额度。相关计算可参考以下公式及注示：

流动资金 = 流动资产 - 流动负债

流动资产 = 应收账款 + 预付账款 + 存货 + 现金

流动负债 = 应付账款 + 预收账款

流动资金本年增加额 = 本年流动资金 - 上年流动资金

周转次数 = 360 天/最低周转天数

注：在确定最低周转天数时应考虑储存天数、在途天数，并考虑适当的保险系数。

存货＝外购药品＋外购材料＋外购燃料动力＋自制制剂原料＋自制制剂成品

外购物资（含药品、卫生材料、燃料动力、自制制剂原料）＝年外购物资费用/分项周转次数

自制制剂成品＝（年原料费用＋年合成费用＋年储存费用）/自制制剂周转次数

应收账款＝年运营成本/应收账款周转次数

注：应收账款指对外销售商品、提供服务尚未收回的资金。

预付账款＝外购商品或服务年费用金额/预付账款周转次数

注：预付账款指购买各类材料、半成品或服务所预先支付的款项。

现金＝（人员经费＋年公用经费＋年其他费用）/现金周转次数

注：现金指为维持正常运营必须预留的货币资金。

应付账款＝外购药品、材料、燃料动力及其他年费用/应付账款周转次数

注：在项目评价中，流动负债的估算可以只考虑应付账款和预收账款两项。

预收账款＝预收的营业收入年金额/预收账款周转次数

4. 建设期利息：又称资本化利息，是发生在建设期内并按规定允许在运营后计入固定资产原值的利息，包括债务资金的融资费用和发生在建设期内的利息。在一些大型基建项目中，建设期利息数额可观，把这部分价值计入固定资产原值并计提折旧显得非常重要。建设期间不发生利息的项目无需计算，例如使用财政拨款的项目。建设期利息数额很小、对固定资产原值几乎没有影响的项目，也可忽略不计。

5. 总投资形成的资产：项目评价中的总投资是指项目建设和投入运营所需要的全部投资，是建设投资、建设期利息和全部流动资金之和。

项目评价中总投资形成的资产可作如下划分：

（1）形成固定资产。构成固定资产原值的费用包括：

1）工程费用。含建筑工程费、设备购置费、安装工程费。

2）形成固定资产的医疗设备投资。含医疗设备购置费、安装调试费。

3）固定资产其他费用。土地使用权需按照有关规定进行特殊处理。在尚未开发或建造自用项目前，土地使用权作为无形资产核算；项目单位建造自用项目时将其账面价值转入在建工程成本。因此，为了与以后的折旧和摊销计算相协调，通常可将土地使用权直接列入固定资产其他费用。

4）预备费。含基本预备费和涨价预备费。

5）建设期利息。

（2）形成无形资产。构成无形资产原值的费用主要包括技术转让费或技术使用费（含专利权和非专利技术）、商标权和商誉等。

（3）形成其他资产。其他资产是指除流动资产、长期投资、固定资产、无形资产以外的其他资产，构成其他资产原值的费用主要包括项目准备费、开办费、样品样机购置费等。

（4）总投资中的流动资金与流动负债共同构成流动资产。

6. 总成本费用：包含运营成本，还包含项目运营期间的折旧费、摊销费和财务费用。

（1）固定资产原值与折旧费估算。

1）固定资产原值。计算折旧，需要先计算固定资产原值。固定资产原值是指项目达到预定可使用状态时按规定由投资形成固定资产的部分。按照《医院财务制度》（2010）

和《基层医疗卫生机构财务制度》（2010）规定：在医院，固定资产是指单位价值在1000元及以上（其中，专业设备单位价值在1500元及以上），使用期限在一年以上（不含一年），并在使用过程中基本保持原有物质形态的资产。单位价值虽未达到规定标准，但耐用时间在一年以上（不含一年）的大批同类物资，应作为固定资产管理。医院固定资产分为四类：房屋及建筑物、专业设备、一般设备、其他固定资产。图书参照固定资产管理办法，加强实物管理，不计提折旧。

对于融资租赁的固定资产，根据《企业会计准则——租赁》的要求，承租人应将租赁开始日租赁资产的账面价值与最低租赁付款额的现值两者中较低者作为租入资产的入账价值。计算最低租赁付款额的现值所用的折现率，应首先选择出租人的租赁内含利率，其次使用租赁合同规定的利率，如都无法知悉，应采用同期银行贷款利率。项目评价中条件不清楚的，也可按该资产评估价值计算。

2）固定资产折旧。固定资产在使用过程中会受到磨损，其价值损失通常是通过提取折旧的方式得以补偿。按财税制度规定，公共卫生建设项目固定资产应当按月计提折旧，并根据用途计入相关资产的成本或者当期损益。固定资产的折旧方法一般采用直线法，包括年限平均法和工作量法。

固定资产分类折旧年限可依据表1计取。

表 1   医院固定资产折旧年限表

设备分类名称	折旧年限	备 注
一、房屋及建筑物		
1. 业务用房		
钢结构	50 年	
钢筋混凝土结构	50 年	
砖混结构	30 年	
砖木结构	30 年	
2. 简易房	8 年	围墙、货场等
3. 其他建筑物	8 年	
二、专用设备		
1. 医用电子仪器	5 年	心、脑、肌电图、监护仪器、除颤器、起搏器等
2. 光学仪器及窥镜	6 年	验光仪、裂隙灯、手术显微镜、内窥镜等
3. 医用超声仪器	6 年	超声诊断仪、超声手术刀、超声治疗机等
4. 激光仪器设备	5 年	激光诊断仪、激光治疗仪、激光手术设备等
5. 医用高频仪器设备	5 年	高频手术、微波、射频治疗设备等
6. 物理治疗及体疗设备	5 年	电疗、光疗、理疗、生物反馈仪等
7. 高压氧舱	6 年	
8. 中医仪器设备	5 年	脉相仪、舌色相仪、经络仪、穴位治疗机、电针治疗仪器

设备分类名称	折旧年限	备 注
9. 医用磁共振设备	6年	永磁型、常导型、超导型等
10. 医用X线设备	6年	X射线诊断、治疗设备、CT、造影机、数字减影机、X光刀
11. 高能射线设备	8年	医用加速器、放射治疗模拟机等
12. 医用核素设备	6年	核素扫描仪、SPECT、钴60机、PET等
13. 临床检验分析仪器	5年	电泳仪、色谱仪、生化分析仪、血氧分析仪、蛋白测定仪、肌肝测定仪、酶标仪等
14. 体外循环设备	5年	人工心肺机、透析机等
15. 手术急救设备	5年	手术床、麻醉机、呼吸机、吸引器等
16. 口腔设备	6年	牙钻、综合治疗台等
17. 病房护理设备	5年	病床、推车、婴儿暖箱、通信设备、供氧设备等
18. 消毒设备	6年	各类消毒器、灭菌器等
19. 其他	5年	以上未包括的医药专用设备等
三、一般设备		
1. 家具用具及其他类	5年	
2. 交通运输设备	10年	
3. 电子产品及通信设备	5年	彩电、摄像机、服务器、计算机、电话、传真等
4. 电气设备	5年	发电机、冰箱、空调、洗衣机等
5. 通用设备	10年	锅炉、电梯、空调机组、冷藏柜等
四、其他固定资产		
1. 仪器仪表及量具	5年	电表、万能表、显微镜等
2. 其他		以上未包括的其他固定资产

对于融资租赁的固定资产，如果能够合理确定租赁期届满时承租人会取得租赁资产所有权，即可认为承租人拥有该项资产的全部尚可使用年限，因此应以其作为折旧年限；否则，则应以租赁期与租赁资产尚可使用年限两者中较短者作为折旧年限。

（2）无形资产原值、其他资产原值和摊销费估算。

无形资产原值是指项目达到预定可使用状态时按规定由投资形成无形资产的部分，其形成见条文说明2.3条第5款。在项目评价中，无形资产的摊销一般采用平均年限法，无形资产从取得之日起，在预计使用期限内平均摊入成本，不计残值。法律和合同规定了法定有效期限或者受益年限的，摊销年限从其规定；否则，摊销年限应符合税法的要求。

其他资产原值的形成见条文说明2.3条第5款。其他资产的摊销也可以采用平均年限法，不计残值。确定摊销年限应符合税法的要求。

（3）运营期间的财务费用（利息支出）。

机构为筹集资金而发生的费用称为财务费用，包括利息支出、汇兑损失以及相关手续费等。在大多数项目的财务分析中，通常只考虑利息支出。利息支出包括长期借款利息、流动资金借款利息和短期借款利息三部分。

1) 长期借款利息。长期借款利息指对建设期间的借款余额（含未支付的建设期利息）在生产期支付的利息。项目评价中可以选择等额还本付息或等额还本利息照付的方式来计算。

2) 流动资金借款利息。项目评价中估算的流动资金借款从本质上说应归类为长期借款，但目前一般按期末偿还、期初再借，并按一年期利率计息。财务分析中，流动资金借款可以在计算期最后一年偿还，也可在还完长期借款后偿还。

3) 短期借款。项目评价中的短期借款系指运营期间由于资金的临时需要而发生的短期借款，短期借款的数额应在财务计划现金流量表中得到反映，其利息应计入总成本费用表的财务费用中。短期借款利息的计算与流动资金借款利息相同。短期借款的偿还按照随借随还的原则处理，即当年借款尽可能于下年偿还。

3 财务分析

3.1 财务分析

财务分析是公共卫生建设项目经济评价的重要组成部分，分析的目的是从财务角度为项目的可持续发展提供保障，其中，财务生存能力分析是最基本的内容，偿债能力和盈利能力分析要视项目的具体情况而定。

根据分析侧重点的差异，财务分析又可分为融资前分析和融资后分析。

1. 融资前分析：是指在考虑融资方案之前就可以进行的财务分析，它与筹资条件无关，依赖数据少，报表编制简单，但其分析结论可满足方案比选和初步投资决策的需要。如果分析结果表明项目符合投资者的预期，再考虑融资方案，继续进行融资后分析；如果分析结果不能满足要求，可以通过修改方案设计完善项目方案，必要时甚至可据此作出放弃项目的建议。融资前分析应注意以下事项：

（1）应正确识别和选用现金流量。融资前财务分析的现金流量应与融资方案无关，从该原则出发，融资前的现金流量主要包括业务收入、建设投资、流动资金、运营成本等，各项现金流量的估算都要剔除利息因素的影响。

（2）现金流入主要是业务收入和补贴收入，在计算期的最后一年，还包括回收固定资产余值及回收流动资金。现金流出主要包括建设投资、流动资金、运营成本和维持运营投资。

根据上述现金流入与流出编制项目投资现金流量表，并依据该表计算项目财务内部收益率（*FIRR*）和项目财务净现值（*FNPV*）。此时计算的指标不受融资方案的影响，仅体现项目方案本身的合理性、项目是否基本可行、是否值得为之融资。融资前分析应满足初步投资决策的需要，所谓"初步"是相对而言，是指投资者根据该指标能够作出项目实施后投资目标实现程度的判断，此后对于具有投资价值的项目，再通过融资方案的比选分析，有了较为满意的融资方案后，投资者才能决定最终出资。财务内部收益率和项目财务净现值通常受到项目发起人、项目投资人、银行和政府管理部门的关注，此外还特别适用于建设方案设计中的方案比选。

（3）财务分析中，一般将内部收益率的判别基准（i_c）和计算净现值的折现率采用同一数值，可使 $FIRR \geq i_c$ 对项目效益的判断和采用 i_c 计算的 $FNPV \geq 0$ 对项目效益的判断结果一致。计算净现值的折现率也可以根据投资者的投资目标而选取不同于内部收益率判别基准的数值。

折现率的取值应十分谨慎，因为折现率的微小差异，会带来净现值数以万计的差异。依据不充分时或可变因素较多时，可取几个不同数值的折现率，计算多个净现值，通过敏感性分析给决策者提供全面的信息。

2. 融资后分析：在融资前分析结果可以接受的前提下，可以开始考虑融资方案，进行融资后分析，判断项目方案在融资条件下的合理性。融资后分析是作出融资决策以及投资者最终决定出资的依据。

可行性研究阶段必须进行融资后分析，但只是阶段性的。实践中，在可行性研究报告完成之后，还需要进一步深化融资后分析，才能完成最终融资决策。

3. 融资前分析与融资后分析的应用：融资前分析应广泛应用于项目各研究阶段的财务分析中。在项目的初期研究阶段，例如，规划和机会研究阶段，也可只进行融资前分析。只有通过了融资前分析的检验，才有必要进一步进行融资后分析。

3.2　财务生存能力分析

运营期间，项目持续生存的必要条件是项目能够从各项业务中得到足够的净现金流量。财务分析中应根据财务计划现金流量表，综合考察项目计算期内各年的投资活动、筹资活动和业务所产生的各项现金流入和流出，计算净现金流量和累计盈余资金，分析项目是否有足够的净现金流量维持正常开展。为此，财务生存能力分析也可称为资金平衡分析。

通过以下相辅相成的两个方面可具体判断项目的财务生存能力：

1. 拥有一定的服务净现金流量是财务可持续的基本条件，特别是在运营初期。一个项目具有较大的服务净现金流量，说明项目方案设计比较合理；反之，一个项目不能产生净现金流量，或净现金流量为负值，说明维持项目正常运行会遇到财务上的困难。

2. 各年累计盈余资金不出现负值是财务生存的必要条件。在整个服务期间，允许个别年份的净现金流量出现负值，但不能容许任一年份的累计盈余资金出现负值。一旦出现负值时应适时进行短期筹资，该短期筹资应体现在财务计划现金流量表中，同时短期筹资的利息也应纳入成本费用和其后的计算。较大的或较频繁的短期筹资，有可能导致以后的累计盈余资金无法实现正值，致使项目难以持续运营。财务计划现金流量表是项目财务生存能力分析的基本报表。

公共卫生建设项目多为非营利项目，其资金平衡往往需要政府补贴。《中共中央　国务院关于深化医药卫生体制改革的意见》（2009 年 3 月 17 日）提出：专业公共卫生服务机构所需人员费用、发展建设和业务经费由政府全额安排，按照规定取得的服务收入上缴财政专户或纳入预算管理。政府举办的乡镇卫生院、城市社区卫生服务机构所需基本建设费、设备购置费、人员经费和公共卫生服务业务经费，按国家规定核定后，由政府安排。社会力量举办的乡镇卫生院和城市社区卫生服务机构，可采取购买服务的方式，由政府对公共卫生服务核定补助额度。

政府性资金投入到公共卫生建设项目中，既有发生在项目建设阶段，也有发生在项目运营阶段。强调落实运营阶段的资金来源，是公共卫生建设项目的特殊需要，也是政府支持公共卫生建设项目发挥社会效益的重要方式。进行财务生存能力分析时应合理估算项目运营期各年所需的政府补贴额，并分析政府补贴的可能性和支付能力。

财务生存能力分析原则上要确保各年的资金收入与支出保持平衡，在数据比较支持、预测比较准确的条件下，引入下列指标分析，将有助于提高项目的精细化设计，为政府估算补贴额度提供更为精确的依据。

1. 流动比率：是流动资产与流动负债之比，反映财务主体偿还流动负债的能力。应按下式计算：

$$流动比率 = \frac{流动资产}{流动负债} \times 100\%$$

流动资产包括现金、应收账款、存货和预付费用。

流动负债包括应付账款、应付工资、应计利息和一年内到期的长期负债。

流动比率至少应大于1。如果大于2，被视为资产流动性较强。为增加资产流动性，可以增加现金、应收账款、投资和其他流动资产的价值。

2. 存货周转率：表示在一个会计期间，财务主体全部存货的平均周转次数。应按下式计算：

$$存货周转率 = \frac{全部收入}{期末存货} \times 100\%$$

全部收入中包括了非营业收入。

存货周转率数值大，表示较小的存货投资产生了较大的销售额。如果存货在医疗机构的资产中占有较大比例，则该指标的重要程度随之增加；反之，减少。

3. 应收账款周转天数：表示财务主体收回应收账款所需要的平均时间，反映了收入被应收账款所占用的时间长短，以及财务主体成功回收应收账款的能力。应按下式计算：

$$应收账款周转天数 = \frac{应收病人账款}{每天病人服务收入的平均值} \times 100\%$$

其中，每天病人服务收入的平均值 = 年病人服务收入/365。

平均时间越长，财务主体在现金储备和贷款额度方面的压力就越大。

4. 总资产周转率：是财务主体的全部收入与总资产之比，反映了现有资产产生收入的能力。应按下式计算：

$$总资产周转率 = \frac{全部收入}{总资产} \times 100\%$$

总资产周转率的理想数值取决于财务主体的性质和它所提供服务的性质。规律显示，一般在1左右。

3.3 偿债能力分析

对于筹措了债务资金的项目，应作好偿债能力分析。通过分析资本结构和偿还到期债务的能力，对项目运营期间财务状况的好坏进行预测，避免由于偿债压力过大而影响项目的正常运转。

1. 资金渠道多样化的项目应注意分析资本结构，计算资产负债率，判断项目的资产构成是否合理。

资产负债率是财务主体在某一时点（一般指会计年度末）的负债总额与资产总额之比，反映财务主体总体负债状况，在项目筹措资金时是金融机构和投资者决策的重要参考依据。对该指标水平的判定可参考同类项目的经验值。

2. 通过计算利息备付率和偿债备付率指标，判断项目的偿债能力。如果已知或根据经验设定了借款偿还期，则可以直接计算利息备付率和偿债备付率；如果难以设定借款偿还期，也可以先大致估算出借款偿还期，再根据项目的具体情况计算出每年需要还本和付息的金额，代入公式计算利息备付率和偿债备付率。

（1）利息备付率：也称已获利息倍数，是指项目在借款偿还期内，当期息税前利润与当期应付利息的比值，一般按年计算。对于正常开展的项目，利息备付率至少应大于1，否则表示项目的付息能力保障程度不足。项目之间的横向对比也有助于对某一项目的指标水平进行判断。

（2）偿债备付率：是指项目在借款偿还期内，当期可用于还本付息的资金与当期应还本付息金额的比值。可用于还本付息的资金包括：可用于还款的折旧和摊销，成本中列支的利息费用，可用于还款的利润等。当期应还本付息金额包括当期应还贷款本金及计入成本的利息。正常情况下偿债备付率应大于1。当指标小于1时，表示当年可用于还款的资金不足以偿付当期债务，此时一般需要筹措短期借款以偿付到期的债务。

国际上偿债备付率的计算公式各有不同，从不同的角度考虑，分子和分母都会有所变化，这里给出的公式是基于我国所得税后还款的要求，并根据债权人要求的还款条件（期限和利率）按最大还款资金能力计算，即用于计算还本付息的资金包含的范围是息税前利润加上折旧和摊销，只扣除所得税和运营期间增加的投资支出。运营期间增加的投资支出主要指维持运营投资费用，对某些负荷变动大的项目，也可能会包括流动资金增加额（仅指在流动资金估算中未包括的部分）。

（3）借款偿还期：是指在项目具体财务条件下，遵循资金使用的有关规定，以项目可用作还款的收益来偿还项目借款本息所需要的时间。该指标是根据资金回收能力得出的计算值，反映了项目的最大还款能力，在一定程度上反映出不同项目之间资金回收能力的差异。

该指标不同于在实际借贷发生时双方约定的借款偿还期。对于借贷双方已经预先商定了借款偿还期的项目，应主要采用利息备付率和偿债备付率指标分析判断项目的偿债能力。

3．按照我国有关法规，筹资租赁固定资产可视同购置的固定资产一样计提折旧，同时按税法规定，筹资租赁费用不应在所得税前扣除，因此项目评价中筹资租赁费用的支付，可视作偿还本金处理，按要求的期限和数额逐年偿还。

3.4 盈利能力分析

如果投入到项目中的财政补助资金与项目的盈利目标无关，则盈利能力分析所使用的现金流量中需要扣除这部分资金。

根据是否考虑了资金的时间价值，盈利能力分析可分为折现分析和非折现分析。折现分析考虑了资金时间价值，常用指标有财务内部收益率、财务净现值。非折现分析则不采取折现方式处理数据，主要依据正常年份的运营数据，计算当期资产、成本费用的盈利能力，常用的指标有总投资收益率、净资产收益率、成本收益比率等。对非折现指标状况的判断，可参考同类机构发布的对比值，并结合地区因素进行调整。如果根据不同指标得出相反的判断结论，应进一步分析查找原因，寻求合理的结论。

1．财务内部收益率与财务基准收益率。

折现率是把可货币化的费用和效益折算为现值时所采用的比率。根据应用范围的差异，有财务折现率和经济折现率（又称社会折现率）之分。

财务内部收益率是使项目计算期内的财务净现金流量现值累计等于0的折现率。财务内部收益率是财务评价中经常使用的指标，它的数值计算通常由计算机完成。

财务基准收益率是指财务内部收益率的判别基准值。财务基准收益率是机会成本、风险收益、合理利润权衡的结果。

由政府全额投资的项目，运营期间财务主体保持收支平衡，财务评价以财务生存能力分析为主，不使用财务基准收益率。

由政府以外的社会投资者投资、部分承担了公共卫生职能的医疗卫生机构，可按工作量申请政府专项资金，也不涉及财务基准收益率。

由政府和社会其他投资者共同投资的医疗卫生项目，财务基准收益率反映了项目大体盈利水平，应由投资方共同商定，一般可把无风险投资收益率作为财务基准折现率的下限，参考长期国债利率和市场平均风险投资收益率确定。政府把该项目的投资收益让渡给社会投资者的方式，不仅保障了社会投资者具有和其他行业相近似的收益水平，同时能够有效地把医疗服务价格控制在适当水平。

2．财务净现值。计算财务净现值的折现率一般可以采用财务基准收益率，此时财务净现值和财务内部收益率两个指标对项目的判断结果一致。

财务净现值非常直观地表达了项目的总体盈利水平，但是无法反映出项目运营期间各年的情况，也无法反映资金的回收速度。

3．成本收益比率。成本收益比率反映了以成本换取收益的能力。以较低的成本换取较高的收益，表明项目单位控制成本能力强，运营效率高。

4．其他盈利能力分析指标。政府投资的公共卫生建设项目通常不具备也不追求盈利性，但是通过对下述盈利指标的分析，可以找出影响财务效益的主要因素，进一步提高项目的运行效率。

（1）总投资收益率（Return on Total Assets，ROTA），指运营期内正常年份的年息税前利润或运营期内年平均息税前利润与项目总投资的比率，反映了卫生机构全部经济资源的盈利能力，与收费水平、资产结构、管理水平和资产的利用效率等因素相关，通常按年计算。

$$总投资收益率 = \frac{正常年份年息税前利润（或运营期内年平均息税前利润）}{项目总投资} \times 100\%$$

营业利润、总利润、息税前利润、税后利润等均可与总投资形成比例关系，从而从不同角度说明总投资的盈利能力。

（2）净资产收益率。净资产指财务主体的资产总额减去负债总额以后的余额，净资产收益率指净利润与净资产的比率，反映了卫生机构净资产的盈利能力，通常按年计算。

$$净资产收益率 = \frac{年净利润}{年平均净资产} \times 100\%$$

对净资产收益率公式做数学变换：

净资产收益率 = 净利润/净资产

= （税后净利润/总资产）×（总资产/净资产）

= （税前利润/总收入）×（总收入/总资产）×（1 - 税率）×
（总资产/净资产）

= 税前边际率 × 总资产周转率 × 税后留存比率 × 净资产比率

通过公式变换，可以看出净资产收益率的大小，取决于医疗服务价格水平、总资产的周转率、税率以及净资产与总资产的比率。

4 经济费用效益分析

4.1 经济费用效益分析

公共卫生建设项目具有公益性质,分享公共卫生服务关系到社会各成员的切身利益,在资源有限和供需矛盾中,经济分析为合理配置资源提供了思路和方法。

经济费用效益分析适用于经济费用和经济效益均可货币化计量的项目。在服务价格不是由市场供求机制决定的情况下,经济费用效益分析能够比较正确地度量项目的经济效益和经济代价,以及它们在不同社会群体间的分配情况。

4.2 基本步骤

1. 确定分析视角。经济分析的首要问题是明确从什么角度分析项目。项目的财务分析只考虑项目直接收到的货币收入和直接支付的货币化费用,因此只需要从项目实体的角度进行分析。但是在经济分析中,需要考虑项目对项目边界以外的社会所产生的效益费用,因此是从项目之外的社会角度分析项目的得失利害,也只有从社会角度才容易正确理解转移支付。

2. 确定分析范围。在经济费用效益分析中应注意防止外部效果的漏算和重复计算,同时对于项目投入与产出效果的效果(即二级效果的乘数效应)一般不予考虑。

项目费用与效益识别的时间范围应足以包含项目所产生的全部重要费用和效益,而不应根据财务核算规定进行人为决定。例如,财务分析的计算期可以根据投资各方的合作期确定,而经济费用效益分析不宜受此限制。

3. 经济效益和经济费用的识别、计量。在经济费用效益分析中,应尽可能全面地识别、分析和计量项目的经济效益和费用,包括:

(1)分析体现在项目实体本身的直接费用和效益,以及项目引起的发生在其他组织、机构或个人的各种费用和效益;

(2)分析项目的近期影响,以及项目可能带来的中期、远期影响;

(3)分析与项目主要目标直接联系的直接费用和效益,以及各种间接费用和效益;

(4)分析具有物资载体的有形费用和效益,以及各种无形费用和效益。

如果财务价格中包括税收和补贴,有可能影响项目真实的经济费用和效益,因此进行经济费用效益分析时,应注意作好转移支付的处理,剔除所得税、补贴等对财务价格的影响,但是,一些税收、补贴或罚款往往是用于校正项目"外部效果"的一种重要手段,这类转移支付不可剔除,可以用于计算外部效果。

完成经济效益和费用的识别、分析之后,一般应编制"经济效益费用报表",编制方法有两种,一是在财务评价报表基础上调整编制经济评价报表,主要是在财务评价报表的基础上,调整费用效益的范围、内容,调整补贴等转移支付因素的影响,以影子价格代替财务价格重新计算费用和效益等;二是直接编制经济效益费用流量表,需要直接进行经济评价的项目可直接编制经济评价报表。

经济效益和经济费用在计算过程中容易发生重复计算和漏算问题，特别是容易发生重复计算问题。公共卫生建设项目的各类效益有时存在交叉情况，在具体分析中需要将交叉部分条理化，注意去除重复计算的部分。

4. 判断项目的经济合理性和资源使用有效性，得出经济费用效益分析结论。

通过经济净现值等评价指标的计算、对比，判断项目的经济效率。

5. 对经济费用效益分析中的基本假设、局限性和有关问题给予必要的说明。

由于项目的实际情况复杂多样，加之经济环境不断变化，在进行经济评价时，需要设置某些前提条件或做出某些合理假设，对这些前提和假设应该给予必要的说明。

6. 在经济费用效益分析中可将折现率作为敏感因素进行敏感性分析。

如果折现率的变化对经济评价指标影响不大，表明项目在经济上抗风险能力强，社会经济效益好。

4.3　经济费用

公共卫生建设项目的经济费用可归纳为两部分：项目实体直接发生的费用和项目引发的项目实体外的费用。

由于费用种类繁多，分析视角的差异可能导致费用构成的差异，因此应根据项目的实际情况对经济费用进行辩证分析和合理界定。

经济费用的计算一般遵循机会成本原则。项目所占用资源的机会成本按该资源的其他最有效利用所产生的效益计。

4.4　经济效益

1. 公共卫生建设项目的经济效益。公共卫生建设项目的经济效益可归纳为两部分：项目实体的直接效益和项目对直接目标人群与社会经济作出的贡献。

项目实体的直接效益由项目产生并由项目直接获得，这部分效益可以直接计算，也可以采用调整财务收入的方法，即在财务评价报表的基础上调整收入的范围和内容，并以影子价格代替财务价格进行计算。

项目对直接目标人群和社会经济的贡献由项目产生、由项目以外的其他群体获得，可归纳为两个方面：一是目标人群健康寿命年限延长而创造出更多社会财富；二是减少了社会资源的消耗、降低了家庭和社会的经济负担。

2. 项目对直接目标人群和社会经济的贡献。这部分效益的货币化计量比较复杂，是此处效益计量的重点。

（1）疾病（或不良习惯、不良环境）给健康带来负面影响的价值，一般通过分析疾病发病率（或患病率、康复率等指标）与项目影响之间的关系，测算发病率变化所导致的家庭和社会经济负担的变化，并参考居民对避免疾病、获得健康生活所愿意付出的经济代价，确定其经济价值。

（2）减少死亡的价值，可以根据居民因健康寿命延长而创造的社会财富，并参考居民为避免死亡而愿意支付的价值，确定其经济价值。

公共卫生建设项目面对不同的目标人群具有多种服务功能，效益的计算还可以进一步具体化，例如：

（1）估算因计划免疫的漏种、接种失败而产生的患者数量以及对患者造成的伤残程度，计算因伤残造成的家庭与社会经济负担。

（2）居民对慢性病和慢性传染病知识知晓程度的变化，引起健康生活方式的形成率、不良生活方式的纠正率的变化，通过生命质量、生活质量、期望寿命的改变，计算家庭收入与家庭经济负担的变化。

（3）通过某疾病患者人数的变化、患者致残程度的变化，计算家庭收入与家庭经济负担的变化。

（4）通过受管理的地方病和寄生虫病人群大小、患病人群数目、受控制的患者数、治愈的患者数等的变化，计算家庭收入与家庭经济负担的变化。

3. 经济负担的计算。疾病造成的经济负担分为直接经济负担和间接经济负担。

直接经济负担是指因为治病而发生的直接医疗费用和直接非医疗费用，后者往往包括就医过程中的交通费、伙食营养费、住宿费、陪护费等。

间接经济负担是疾病、伤残、死亡给社会带来的经济损失，是劳动力因有效工作时间减少而造成有效劳动价值的减少，劳动力工作能力的下降通常可换算为有效工作时间的减少。在患者因病损失有效劳动时间的同时，还可能发生家属、亲友等陪护人员的因照料病人而损失的有效劳动时间。测算间接经济负担时，不但要向患者及其陪护人员调查，还要采用社会经济部门发布的调查数据，如社会平均工资、国民生产总值、国内生产总值或国民收入等。

测算工作一天或一年的有效劳动价值损失，常见的方法有：

（1）现值法：依据均衡价格理论，用工资标准乘以因病损失的有效工作时间。

（2）人力资本法：依据劳动价值理论，用人均国民生产总值或人均国民收入来计算每人年工作损失所带来的间接经济负担。

（3）支付意愿法：通过调查，了解患者为避免特定疾病而愿意支付的货币值。

（4）磨合成本法：假设疾病导致的生产损失的数量，取决于组织为恢复生产所花费的时间。使用该方法需要解决几个问题：磨合（新员工的聘用、培训、替代人员从不熟练到熟练）是何时发生的、磨合期持续时间、磨合期间经济损失的计算、如何估计疾病的影响（例如，误工影响劳动生产率，进而影响单位产品的劳动成本，最终影响到机构的市场竞争能力）。

疾病死亡引起的经济负担在人群中的差别相当大，受到年龄、性别和疾病种类的影响，在进行经济评价时应高度重视。例如，婴儿死亡的主要原因可能是低出生体重、腹泻、呼吸道感染、先天性缺陷、传染病以及与分娩有关的疾病或伤害，由于他们年龄小，引起的减寿年数在人群中是最高的，但是这类人群的死亡对劳动生产率不产生影响，他们的患病死亡不会造成直接的社会生产损失，所引起的疾病经济负担主要体现在直接经济负担方面，而社会承担的间接经济损失较少。与此相反，中青年或青壮年人群死亡的原因可能更多是脑血管疾病、恶性肿瘤、心脏病或意外伤害，虽然这个人群的疾病死亡带来的减寿年数比婴儿或儿童要小得多，但由于他们是主要的社会劳动力，他们因病死亡给社会造成的经济损失必定是很大的。老年人多死于心脑疾病、糖尿病、恶性肿瘤等老年慢性疾病，这组人群不但引起的减寿年数较少，而且也由于他们对社会生产率影响较小，因而其因病死亡带来的社会经济损失相对也较轻。

4. 从全社会角度计算经济效益。从全社会角度计算经济效益与从直接目标人群角度计算，思维逻辑是相同的，区别在于：从全社会角度计算还考虑了直接目标人群以外、对非直接目标人群及整个社会经济的影响。例如，2003 年的非典型性肺炎流行期间，除了对直接目标人群造成的损失以外，由于交通、道路、人口流动的管制以及正常社会生产生活秩序被打乱，对整个社会经济造成损害。

项目的效益计算以主要的、直接导致的为主，次要和传导效益需适度判断，不可以盲目扩展。

不同类型的项目有不同的效益，条文中列出的效益类型有交叉的部分，但同一个项目的经济效益在计算过程中不应交叉重复。

4.5 测定合理价格

项目所产生的经济费用或效益，应以特定社会经济背景下相关利益群体的收益和代价为计算基础，因此评估人员需要分析公共卫生产品（服务）的合理价格。

经济费用效益分析不考虑通货膨胀因素的影响，但应考虑相对价格变动，即商品之间价格比例关系的变化。

项目产出物正面效果的计算一般遵循支付意愿原则，即社会成员为获得项目产出愿意支付的价值。负面效果的计算一般遵循受偿意愿原则，即社会成员接受项目不利影响所希望得到的补偿的价值。

项目投入物经济费用的计算一般遵循机会成本原则，即项目所占用资源的经济价值应按该资源的其他最有效利用所产生的效益进行计算。

经济费用效益分析可采用支付意愿调查法确定公共卫生服务的合理价格。由于公共卫生产品（服务）一般由政府定价，在缺乏市场供求机制形成价格的条件下，项目产出的真实经济价值可以借助受益群体或相关群体的支付意愿而获得。支付意愿因受访者的经济状况不同而有所不同，因此，调查对象必须充分覆盖不同的收入群体。但是我们也应看到很多因素会影响支付意愿调查结果的客观性和有效性，例如：调查人员对各种备选方案介绍得不全面，或者使调查对象产生误解，从而引起调查结果的偏差；缴费方式设计不当，从而影响调查对象对项目的接受程度；调查对象具有"免费搭车"的心理而拒绝为此付费；等等。支付意愿调查信息经过分析调整，应成为确定项目产出价格及作出相关决策的重要依据。

4.7 改进资源配置

经济费用效益分析一方面应从资源优化配置的角度，分析项目投资的经济合理性；另一方面应通过财务分析和经济费用效益分析结果的对比，分析市场的扭曲情况和政府投资介入的程度，并为改善项目的财务状况、进行政策调整提出建议。

经济费用效益分析强调以受益者支付意愿原则测算项目产出效果的经济价值，这也是分析项目投资的经济价值及市场化运作能力的重要依据。

通过财务现金流量与经济费用效益流量的对比分析，判断二者出现的差异及其原因。通过项目费用及效益在不同利益相关者之间分布状况的分析，评价项目对不同利益相关群体的影响程度，分析项目受益及受损状况的经济合理性。通过进一步分析导致市场失灵的政策措施，提出纠正政策干预失当以及提高经济效率的意见和建议。

4.8　经济参数

经济费用效益分析中使用的参数应符合《建设项目经济评价方法与参数》（第三版）的规定。

1. 社会折现率。在公共卫生建设项目中，国家统一发布的社会折现率是经济费用效益计算过程中统一使用的折现率，而非判定项目取舍的依据。根据《建设项目经济评价方法与参数》（第三版）的要求，公共卫生建设项目的社会折现率可取6%。

社会折现率具有双重职能：一是作为项目费用—效益的不同时间价值之间的折算率；二是作为项目经济效益要求的最低经济收益率。相对于第一个职能，由于资金具有时间价值，进入公共卫生建设领域的资金在不同时点进行折算时需要使用统一的折现率，此时可采用社会折现率。相对于第二个职能，由于医疗卫生项目的社会效益有很多难以货币化，既然效益没有得到完全呈现，代表社会投资最低经济收益要求的社会折现率，显然无法成为判定项目取舍的依据。

我国目前在经济分析中采用统一的社会折现率水平，即：一般取8%、不应低于6%。《建设项目经济评价方法与参数》（第三版）规定："对于不同类型的具体项目，应当视项目性质采取不同的社会折现率，但是，本次社会折现率的取值，没有采用不同行业使用不同社会折现率的方案。对于远期收益较大的项目，允许采取较低的折现率。"公共卫生建设项目遵循《建设项目经济评价方法与参数》（第三版）要求，不发布新的社会折现率。

2. 影子汇率换算系数：是指影子汇率与外汇牌价之间的比值，按照《建设项目经济评价方法与参数》（第三版）的规定，取1.08。

3. 影子工资：是指建设项目使用劳动力资源而使社会付出的代价。影子工资应根据项目所在地劳动力就业状况、劳动力就业或转移成本测定。技术劳动力的影子工资一般可以等于财务工资；非技术劳动力的影子工资可以取财务工资的0.25～0.8倍，其中非技术劳动力较为富余的地区取低值。

4. 土地影子价格：是指项目使用土地资源而使社会付出的代价。

通过招标、拍卖和挂牌出让方式取得使用权的国有土地，其影子价格应按财务价格计算。

通过划拨、双方协议方式取得使用权的土地，应分析价格优惠或扭曲情况，参照公平市场交易价格，对价格进行调整。

经济开发区优惠出让使用权的国有土地，其影子价格应参照当地土地市场交易价格类比确定。

当难以用市场交易价格类比方法确定土地影子价格时，可采用收益现值法或以开发投资应得收益加土地开发成本确定。采用收益现值法确定土地影子价格时，应以社会折现率对土地的未来收益及费用进行折现。

5. 公共卫生产品（服务）的影子价格：宜通过专题研究确定。

5　费用效果分析

5.1　费用效果分析

广义的费用效果分析泛指通过比较所达到的效果与所付出的耗费，分析判断所付出的代价是否值得。狭义的费用效果分析专指耗费采用货币计量、效果采用非货币计量的分析方法。效果和耗费均采用货币计量的分析方法称为费用效益分析。广义的费用效果分析并不刻意强调采用何种计量方式，它是经济评价的基本原理。在项目评价中一般采用狭义的概念。

在第4章经济费用效益分析中，当涉及代内公平（发达程度不同的地区、不同收入阶层等）和代际公平（当代人福利和未来人福利）等问题时，对效益做出价值判断将十分复杂和困难。生命健康、环境生态的效益往往难于定价，而且采用不同的测算方法可能存在数十倍的差距，勉强定价往往引发争议，而采用费用效果分析方法，避开了给效果定价的难题，转而分析通过一系列活动应取得什么样的效果、需要或能够付出什么样的代价。在很多政府投资项目的经济分析中，进行费用效果分析是优化社会资源配置的有效方法之一。

采用费用效果分析，应注意以下事项：

1. 项目目标应清晰，并尽可能将项目目标转化为具体、可量化的评价指标。

2. 费用效果分析方法不仅适用于经济分析，财务分析同样适用。

3. 根据分析目的不同，费用与效果指标的对比存在多种组合。例如，对应于同一个效果指标，可以从不同时点、不同群体、不同的付费方式等角度考察费用的支付效果。

4. 投资效果可以采用有助于说明项目收效的任何量纲。如果项目效果表现为多个，可以采取给效果赋予权重的方式而将其统一。

5.4　费用效果比

基准指标 $[E/C]_0$ 是项目可以接受的效果费用比的最低要求，它用单位费用所应该达到的效果值表示。基准指标也可以采用其倒数形式，即达到单位效果可接受的最高费用。

基准指标的决定因素较为复杂，受到经济水平、技术水平、社会需求等多方面的影响。有些行业定额、行业标准可以作为测定基准指标的参照。

5.5　费用

费用的测算通常采用计算期总费用的概念，即从投资决策开始到项目终结的全过程所发生的全部费用，包括投资、运营成本、专项医疗救治、末期资产回收和拆除等项费用，具体表现形式有现值和年值两种方式。

鉴于对比角度不同，有时也会针对一部分费用分析其投资效果，例如，考察单项医疗服务的成本，在不同的运营模式下考察受益群体（或个人）承担的费用，针对不同方案考察社会的成本费用、政府的成本费用、卫生机构总成本、卫生机构建设成本、卫生机构运行成本等。

5.6 效果

公共卫生建设项目的投资效果表现在以下几个方面：

1. 投资的有形产出直接增加了当地的卫生资源数量。例如，新建项目使得当地卫生机构数量增加，固定资产投资使得卫生机构的办公场所和医疗设备状况得到改善，人员经费投入增加了从业人员数量或优化了人员结构等。

2. 运营期间的经费投入改善了卫生服务机构的持续运营能力。由于政府资金所提供的保障，使得公共卫生服务和基本医疗服务能够顺利开展，承担服务职能的卫生机构能够保持稳定状态，持续运转。

3. 项目的投资建设提高了服务区域内的卫生服务供给能力。由于卫生资源数量增加和卫生机构持续运转，增强了当地卫生服务供给能力，例如，通过疾病预防控制中心的新建或改扩建，使得服务区域内环境卫生和食品卫生监测范围扩大、接受计划免疫人群范围扩大、实验室检验工作量上升及检验质量提高。

4. 项目的投资建设提高了服务区域内直接目标人群的受益程度。由于公共卫生服务供给能力的增强而提高了项目直接目标人群的受益程度，例如，通过新建或扩建一个健康教育机构，或在卫生机构内增设健康教育职能，从而能够提供健康教育的场所，通过更直接、有效的方式改变人们对健康和疾病的认识，提高人们的健康知识水平，改变人们的生活与行为方式，降低疾病危害健康的风险，而使目标人群从公共项目投资中受益。

5.7 效果指标

评估投资效果应选取适当的效果指标。不同类型的项目在功能定位、服务科目等方面存在巨大差异，项目评价人员应根据投资目标和项目的具体情况，对评价指标进行灵活设置。应注意的是，在项目前期研究阶段，很多数据只能采用预测值或目标值。

对应于投资效果的表现形式，效果指标可分为卫生资源指标、机构运营指标、服务供给指标和目标人群受益程度指标四类。

1. 卫生资源指标。项目建成后可能引起当地卫生机构的数量发生变化，也可能引起卫生机构办公场所、医疗设备、从业人员的增加和（或）优化升级。反映以上预计变化情况的指标有业务用房面积变化值、人均业务用房面积变化值、专业设备增加件数、专业设备总价值、设备配置标准符合度、新增床位数、新增专业人员数量等。其中，设备配置标准符合度依据各类卫生机构《设备配置标准》计算，是"实际配置的设备件数"占"设备配置标准规定的设备件数"的百分比，在项目前期研究阶段使用该指标时，应以"预计"配置的设备件数代替"实际"配置的设备件数。

2. 机构运营指标。项目前期研究阶段应对项目运营期间的经费投入进行适当筹划，并对其效果进行预测，反映项目财务状态、运营状态的指标可作为衡量运营期间经费投入效果的指标。财务状态指标主要包括资产负债率、流动比率、速动比率等，运营状态指标主要包括人员经费占总费用的比例、管理费用占总费用的比例、流动资金周转次数、百元固定资产业务收入等。

3. 服务供给指标。提升卫生机构的服务供给能力是公共卫生投资的直接目标，反映卫生机构服务能力、服务科目、服务质量的指标可作为衡量投资效果的指标。例如，对任一公共卫生建设项目，可选用服务区域面积、服务人群数量、服务科目数量、最大服务能力、预计服务有效率等指标；对于疾控中心，可选用疾病检测种类、疾病监控种类、疾病监控范围、控制疾病蔓延范围等指标；对于乡镇卫生院，可选用门诊接待能力、住院病人接待能力、疾病诊治有效率等指标；对于社区卫生服务中心，可选用门诊接待能力、疾病诊治有效率、健康教育种类和范围、健康档案建档范围和预计建档率等指标。

4. 目标人群受益程度指标。前面三类指标是从项目（或机构）角度对投资效果进行的评估，目标人群受益程度指标则是从受益者角度对投资效果进行的评估。就医路程缩短、候诊时间缩短、诊治有效率提高等指标在一定程度上反映了医疗卫生服务便捷程度，主要疾病与特殊疾病的预计发病率、患病率、康复率、死亡率等指标反映了疾病的预计控制情况。

6 风 险 分 析

6.1 风险分析概述

项目评价所采用的基本变量来自于对未来的预测和假设，因而具有不确定性。在项目前期研究过程中作好项目的风险分析，有助于改进项目方案，降低项目风险，提高项目的成功度。

6.2 风险分析方法

1. 风险识别。风险识别是风险分析的基础工作，是运用系统论的方法对项目进行全面考察综合分析，找出潜在的各种风险因素并进行分类，确定各风险因素间的相关性与独立性，判断其发生的可能性以及对项目的影响程度，并按其重要性进行排列或赋予权重。

风险识别应根据项目的特点选用适当的方法。常用的方法有问卷调查、专家调查、层次分析、概率树分析和情景分析等方法。

2. 风险估计。风险估计是在风险识别之后，通过定量分析的方法估算风险事件发生的概率及其后果。

必然发生的事件，概率为1，不可能发生的事件，概率为0，随机事件，概率在0与1之间。风险发生的概率分为主观概率和客观概率两种：主观概率是基于被采访者大量信息或长期经验的积累而对某一风险因素发生概率的主观判断；客观概率是基于足够数据样本的支持而用统计学方法计算出某一风险因素发生的概率。

概率分布用来描述损失原因所致各种损失发生可能性的分布情况，是显示风险事件发生概率的函数。通过概率分布形式、期望值、方差、标准差等信息，可以直接或间接判断项目的风险情况。确定概率分布时，应充分利用已获得的各种信息；在信息不够充分的条件下，则需要根据主观判断和近似的方法确定概率分布。

3. 风险评价。风险评价是在项目风险识别和估计的基础上，通过建立项目风险的系统评价模型，列出各种风险因素发生的概率及概率分布，确定可能导致的损失大小，从而找到该项目的关键风险，确定项目的整体风险水平，为如何处置这些风险提供依据。风险评价标准可采用两种类型：

（1）以某一关键指标的累计概率、标准差为判别标准：例如，财务（经济）净现值大于等于零的累计概率值越大，风险越小；标准差越大，风险越大。

（2）以综合风险等级为判别标准：风险等级的划分标准很多，此处采用矩阵列表法划分风险等级。矩阵列表法用风险概率及其影响程度构造起一个矩阵，以风险应对的方式来表示综合风险等级，其特点是简单直观，如表2所示。

综合风险等级分为 K、M、T、R、I 五个等级：

K（Kill）表示项目风险很高，出现这类风险就要放弃项目；

M（Modify plan）表示项目风险强，需要改变方案设计或采取应对措施等；

表2　综合风险等级分类表

综合风险等级		风险的影响程度			
		严重	较大	适度	低
风险概率	高	K	M	R	R
	较高	M	M	R	R
	适度	T	T	R	I
	低	T	T	R	I

T（Trigger）表示风险较强，对于某些设定了临界值的指标，计算数值一旦达到临界值，就要变更设计或对负面影响采取应对措施；

R（Review and reconsider）表示风险适度（较小），适当采取措施后不影响项目；

I（Ignore）表示风险低，可忽略。

落在该表左上角的风险会产生严重后果；落在该表左下角的风险，发生的可能性比较低，必须注意临界指标的变化，提前防范与管理；落在该表右上角的风险，影响虽然相对适度，但发生概率较高，应注意防范；落在该表右下角的风险，损失不大，发生的概率小，可以忽略不计。

4．风险应对。风险应对研究应贯穿于项目可行性研究的全过程，应从以下几个方面着手，找出关键风险因素，加强风险应对研究，尽可能降低风险的不利影响：

（1）从规划设计阶段就采取规避、防范风险的措施，防患于未然。

（2）充分认识和系统考虑各区域社会经济发展不平衡的实际情况，制定公共卫生资源合理配置的基本原则、布局规划、建设标准、发展优先序等，进行公共卫生资源的合理配置，减少盲目性、随意性，提高公共卫生资源的使用效率与公平性。

（3）加强政策研究与政策执行效果研究。政策应兼顾经济发展水平不同的各区域，对各项政策的相关性以及可能发生的矛盾，进行事前协调，保持政策的协调性与稳定性。对由于实施某项政策而带来的后果，应有足够的分析和估计。

（4）加强对新疾病新病毒的分析评估，对拟采取的对策、技术手段以及项目建设的相关内容等，必须进行充分论证、比选、评估，防止发生措施不足和措施过当的情况。

（5）建立公共卫生建设项目后评价制度，及时总结经验教训，不断探索和积累经验，改进完善公共卫生建设项目的决策和实施，避免投资决策失误，提高投资效益和公共卫生资源使用效果。

6.3　主要风险

与其他类型的建设项目相比，公共卫生建设项目具有不同的风险特点，归纳起来风险主要来自以下几个方面：

1．政策风险：公共卫生建设项目在投资决策、建设和运营过程中，受政策影响大。例如，运营模式的变动可能引发项目运营出现问题；又如，如果政府对项目产出品的价格干预不当，容易出现人为资源配置不当而引发的风险。

2．医疗技术风险：部分公共卫生建设项目在技术方面面临着相当的不确定性，例如，应对新的疾病和新的病毒时，在拟定对策、建设有关项目、进行项目内容的设计、确定项目构成等方面存在着较高的技术风险。

3. 收益风险：政策法规的变化、市场供需的变化、资源开发与利用、技术的可靠性、工程方案、融资方案、组织管理、环境与社会、外部配套条件等一个方面或几个方面的影响，都可能引发收益风险。

4. 融资风险：融资风险是项目经常遇到的风险，如资金来源的可靠性不足，或者资金的充足性和及时性不能保证，或者工程量增加、设备材料价格上涨等导致投资增加等。

5. 运营成本费用风险：投入的各种原材料、燃料、动力、人力资源价格上涨，或运营管理费用大幅增加等因素，有可能引发项目运营成本费用的风险。

7 方案经济比选

7.1 方案比选的目的、作用

方案比选是项目评价的重要内容，也是项目评价的主要方法之一。

以实现项目的主要功能定位为目标，在项目评价过程中应根据决策要素的变化，从多角度进行设计、比选和优化，在满足主要限定条件的基础上，提出经济合理的最佳方案。

1. 方案比选的类型。项目方案之间存在三种关系：互斥关系、独立关系和相关关系。

互斥关系是指各个方案之间着互不相容、不能同时存在。

独立关系是指方案之间相互独立、互比影响。

相关关系是指在方案之间，某一方案采用与否会对其他方案带来影响，进而影响其他方案的采用与否。相关关系有正相关和负相关。当一个方案的执行虽然不排斥其他方案，但可以使其效益减少，这时方案之间负相关，方案之间的关系可以转化为互斥关系。当一个方案的执行使其他方案的效益增加，这时方案之间具有正相关关系，方案比选可以采用独立方案比选方法。

这里提供的是互斥方案（包括可转化为互斥方案）之间的比选。

2. 局部比选和整体比选。按照比选范围，方案比选可分为局部比选和整体比选。整体比选是按各备选方案所含的因素（相同因素和不同因素）进行定量和定性的全面的对比。局部比选仅就所备选方案的不同因素或部分重要因素进行局部对比。

局部比选通常相对容易，操作简单，而且容易提高比选结果差异的显著性。如果备选方案在许多方面都有差异，采用局部比选的方法工作量大，而且每个局部比选结果之间出现交叉优势，其比选结果多样性，难以提供决策，这时应采用整体比选方法。

3. 综合比选与专项比选。按照比选目的，方案比选可分为综合比选与专项比选。方案比选贯穿于可行性研究全过程中，一般项目方案比选是选择两个或三个备选方案进行整体的综合比选，从中选出最优方案作为推荐方案。在实际过程中，往往伴随着项目的具体情况，有必要进行局部的专项方案比选。

4. 定性比选与定量比选。按照比选内容，方案比选可分为定性比选与定量比选。定性分析较适合于方案比选的初级阶段，以及因素比选较为直观的情况。定量分析是借助可量化指标的分析计算，判别方案的优劣。有时，判别方案的优劣需要采用定性比选与定量比选相结合的方法。

7.3 方案比选方法

在项目无资金约束的条件下，一般采用净现值法、净年值法和差额投资内部收益率法。

　　方案效益相同或基本相同时，可采用费用现值法和费用年值法，以费用低的方案为优，此方法也称为最小费用法。

　　多方案比选时，应采用统一的折现率。在多方案的成本比较中，由于成本费用的节约，使得项目收益增加和风险减少，采用设定的折现率对不同年份的成本费用折算，可能会因使用的折现率过高而影响费用现值，因此，在计算中应注意采用统一的折现率。

主要编写人员名单

住房和城乡建设部标准定额研究所	胡传海　刘　咏　刘春林　李明哲
	林　艳　秦咸悦　史富文
山东大学卫生管理与政策研究中心	于保荣
复旦大学公共卫生学院	陈英耀
北京华智博宇咨询有限公司	李　军

于守法、朱祥三、黄发强、王迁、姜滇生、牛新祥、罗志恒、贺庆明等同志参加了审查工作。